Para Lucas,

Práctica
Práctica
Práctica
Los frutos llegan.
Un abrazo

Dokushō

Dokushô Villalba

Atención plena
Mindfulness basado en la tradición budista

Teoría y práctica

editorial Kairós

© 2018 by Dokushô Villalba

© de la edición en castellano:
2019 by Editorial Kairós, S.A.
Numancia 117-121, 08029 Barcelona, España
www.editorialkairos.com

Fotocomposición: Grafime. Mallorca, 1. 08014 Barcelona
Diseño cubierta: Katrien Van Steen
Impresión y encuadernación: Romanyà-Valls. Verdaguer, 1. 08786 Capellades

Primera edición: Mayo 2019
ISBN: 978-84-9988-676-3
Depósito legal: B 8.033-2019

Este libro ha sido impreso con papel certificado FSC, proviene de fuentes
respetuosas con la sociedad y el medio ambiente y cuenta con los
requisitos necesarios para ser considerado un «libro amigo de los bosques»

Sumario

Prefacio

En este manual de «Mindfulness basado en la tradición budista» (MBTB), Dokushô Roshi, un auténtico maestro zen contemporáneo, nos presenta la esencia de la experiencia del despertar del Buddha: la atención plena. Usando un lenguaje contemporáneo, nos propone descubrirla y cultivarla, siguiendo un método adaptado a nuestra vida cotidiana.

Durante varios años, Dokushô Roshi y yo hemos estado trabajando para transmitir la atención plena a nuestro mundo. Dado que ambos somos herederos de un linaje de la práctica del Buddha –el Zen y el Vajrayana–, y que ambos compartimos la inteligencia de la unidad fundamental y natural de su enseñanza en la experiencia de la atención plena, hemos decidido trabajar juntos para hacer que esta práctica y sus beneficios sean accesibles a nuestros contemporáneos. Por ello hemos creado una red de cooperación llamada AMIN, acrónimo de «Altruistic Mindfulness International Network». El espíritu de esta red es el de una economía basada en la generosidad e inspirada en la solidaridad y la benevolencia. «Compartimos nuestros recursos y conocimientos técnicos en una cooperación que está siendo muy fructífera. Por ambas partes trabajamos en la creación de un método de entrenamiento en atención plena, en español y francés, cada uno con el sabor de nuestro respectivo linaje: el MBTB es el fruto en español, con sabor Zen; el OMT (Open Mindfulness Training) es el fruto en francés, con sabor Mahâmudrâ-Dzogchen.

A día de hoy seguimos profundizando en nuestro intercambio, que es un buen ejemplo de cooperación entre tradiciones, y proponemos, a todos los discípulos del Buddha que aprecian el valor de una sinergia tan fraternal, que hagan lo mismo y se unan a nosotros en el espíritu de la red AMIN. Su economía basada en la generosidad procede directamente de las enseñanzas del Buddha, y estamos convencidos de que la cooperación es más fuerte que la competitividad.

Este manual forma parte de un ecosistema educativo *on line* cuyo método de capacitación integral permite que todos puedan acceder a él y beneficiarse, siguiendo su propio ritmo, dondequiera que estén.

Recomiendo este libro a todos, porque la práctica de la atención plena que nos propone satisface tres necesidades esenciales y de gran actualidad:

• Presenta una espiritualidad secular, una enseñanza humanista, filosófica, natural y universal que es adecuada para todos. En lo más profundo de su diversidad y sus múltiples expresiones, el despertar espiritual es uno, y su cimiento es el estado de atención plena, abierta y compasiva.

- Cultiva la armonía, alivia el estrés, la distracción y la agitación emocional moderna. El estado de atención plena nos armoniza con la realidad del momento presente. Esta armonía es salud y bienestar.
- Nos ayuda a reconectarnos con la naturaleza, nuestra naturaleza. Gracias a la empatía que desarrolla la atención plena podemos vivir la no violencia que respeta «al otro», a los demás y al entorno, tanto como a nosotros mismos. Nuestro mundo realmente necesita esta ecología natural.

Este manual nos guía con precisión en el descubrimiento de la atención plena y en el entrenamiento de su experiencia. Además, es parte de un contexto que hace posible integrar una práctica de vida en una ética humanista y una fenomenología operativa. En definitiva, ofrece un modo de vida libre y feliz.

Este manual es, sin duda, uno de los mejores en atención plena, abierta y humanista. Por el bien de todos, deseamos a Dokushô Roshi todo el éxito que merece.

Denys Rimpoché
Expresidente de la Unión Budista Europea
Fundador de la Buddha University
Maestro Vajra del linaje Shangpa Kagyu del Vajrayana

Introducción.
¿De dónde ha surgido el MBTB
y por qué?

Me senté por primera vez en la postura de meditación zen en Sevilla, una tarde de la primavera del 1977, cuando aún no había cumplido 21 años. Asistí a una conferencia que iba a impartir un monje zen español, que había estudiado el Zen en París con el maestro Taisen Deshimaru. Aquella conferencia cambió de forma inesperada mi estado y el rumbo de mi vida.

Pocos días después, este monje abrió un Centro Zen en la calle San Jacinto de Triana. Y allí fue donde me enseñó a sentarme en *zazen* por primera vez. Mi primera meditación fue un trueno interior cuyas sacudidas han continuado hasta ahora. Cambié radicalmente de vida. Desde entonces, la práctica de la meditación zen ha sido el eje y la columna vertebral de mi existencia.

No pasó un año de esta iniciación cuando ya estaba viajando a París para conocer personalmente al maestro Taisen Deshimaru y participar en un retiro intensivo, *sesshin*, con él. Fue el 28 de abril del 1978 cuando recibí de él la ordenación de monje budista soto zen, en su templo Parizan Bokkokuji. Estudié y practiqué el Zen bajo la guía del maestro Deshimaru hasta su muerte, acaecida en abril del 1982. La práctica diaria en el *dojo* de París, los retiros intensivos en La Gendronnière, su templo raíz, y en otros lugares de Europa, la traducción de algunas de sus obras al español, así como trabajos esporádicos para sobrevivir, fueron las actividades a las que me dediqué con plena atención en esos años intensos de aprendizaje.

En 1981, el maestro Deshimaru me autorizó a enseñar el Zen y a dirigir retiros de introducción a la meditación. Ese año me envió de vuelta a España con la responsabilidad de emprender una gira de enseñanza que incluyó conferencias públicas en Madrid, Bilbao, Sevilla y Barcelona, así como la dirección de tres retiros intensivos de meditación. Tenía entonces 25 años.

Tras la muerte del maestro Deshimaru, decidí instalarme en Madrid y abrir un centro de práctica zen, un *dojo*. Desde Madrid comencé a viajar a otras ciudades españolas dando conferencias y facilitando retiros de meditación de forma que, varios años después, fundé la Asociación Zen de España para agrupar los nuevos centros zen que se estaban creando.

En 1984 viajé por primera vez a Japón en busca de un maestro, ya que mi formación como monje zen no estaba aún completa. Lo encontré en la persona de Shuyu Narita, primer sucesor del célebre maestro japonés Kodo Sawaki, y condiscípulo mayor de mi primer maestro. Al mismo tiempo, seguí periodos de entrenamiento en los principales monasterios soto zen japoneses durante varios años de forma intermitente.

En 1987, el maestro Narita consideró satisfactoria mi formación y me transmitió el Dharma, reconociéndome como maestro zen sucesor suyo. Desde entonces, mi vida entera ha estado dedicada a la práctica, el estudio y la enseñanza del budismo Zen, en particular a la meditación zen, que es la clave del Dharma tal y como se enseña en la tradición zen.

Durante mis primeros años como maestro zen enseñé a todo el mundo, fuera experto o principiante, exclusivamente la práctica de la meditación zen, conocida en japonés como *shikantaza*, como la había aprendido de mis maestros. *Shikantaza* es una expresión japonesa, traducción de la expresión china *zhiguan dazuo,* que se traduce habitualmente como «solo sentarse», en el sentido de sentarse intensamente con una mente resuelta, sin hacer nada más. Esto es, sin ningún cultivo mental, sin pensar en nada, sin pretender nada. El maestro Deshimaru, con su particular humor, se refería a esta actitud diciendo que «*zazen* es entrar en el ataúd» y quedarse como un muerto: nada que alcanzar, nada de lo que liberarse. Esta actitud meditativa es parecida a la conocida como *mahamudra* en la tradición tibetana, una forma superior de meditación que constituye la cima del proceso meditativo.

Aunque me empeñé en iniciar en la meditación *shikantaza* a cientos de personas, me daba cuenta de que la mayor parte de ellas pasaban su tiempo enredadas en sus pensamientos, sensaciones y emociones, a veces sumidas en la somnolencia, «empollando el cojín de meditación», sin resultados visibles a lo largo de los años.

Desde 1985, después de la lectura y el estudio del *Satipatthana Sutta*, yo mismo comencé a alternar la práctica de la meditación *shikantaza* con el cultivo sistemático de la atención enfocada en los cuatro soportes (cuerpo-respiración, sensaciones, emociones, contenidos mentales), como enseña el *sutta*. Comprobé enseguida en mí mismo los efectos beneficiosos de esta forma metódica de meditación, la cual, de hecho, constituye la forma básica de meditación enseñada por el Buddha Shakyamuni.

Así que comencé a enseñar a los principiantes zen esta forma de meditación, con el fin de que pudieran adquirir una disciplina y una claridad mental básica que, con el tiempo, les permitieran experimentar el verdadero estado meditativo de *shikantaza*. Desde entonces, la experiencia ha sido muy positiva y los meditadores zen que acuden a mis retiros aprenden de forma metódica a generar concentración y observación, a tener una conciencia más clara de sus propios procesos internos y a instalarse, finalmente, en un estado de gran apertura en el que pueden prescindir incluso de cualquier forma de intención. De esta manera, desde hace más de treinta años he estado impartiendo seminarios específicos sobre el cultivo de la atención plena en muchos centros zen y ciudades, tanto en España como en Hispanoamérica.

No obstante, durante todos esos años, siempre enseñaba en el contexto formal y ritual del budismo Zen y, en particular, del budismo Zen japonés. No tardé en darme cuenta de que este contexto generaba muchas resistencias y fricciones en la mayoría de los occidentales educados en un ámbito sociocultural muy diferente. Si quería realizar mi anhelo de enseñar la práctica de la meditación budista a muchas personas, necesitaba encontrar una forma de presentar la práctica de la meditación que fuera aceptable y digerible para la mayoría.

Fue entonces cuando conocí el *mindfulness*. Tengo que confesar que mis primeras impresiones sobre el mindfulness no fueron buenas. Oía acá y allá hablar sobre ello y me llegaban retazos, comentarios, testimonios. Me hice una idea errónea y llena de prejuicios. Como heredero de un linaje budista zen milenario, me pareció inicialmente el típico producto de consumo norteamericano, deshidratado, pasteurizado, descafeinado y empaquetado de forma que pudiera ser consumido por estómagos perezosos; una moda superficial que pasaría pronto, como todas las modas.

Pero no. Al hilo de los años, el mindfulness continuaba despertando interés y expandiéndose cada vez más, hasta el punto de convertirse en una corriente central del mundo postmoderno. Así que decidí estudiar más a fondo los libros del doctor John Kabat-Zinn y, en concreto, el curso de ocho semanas MBSR, o Reducción del Estrés Basado en el Mindfulness. Comencé a compartir experiencias con instructores de MBSR y con personas cercanas que habían realizado el entrenamiento. Y mis prejuicios se desvanecieron dando paso a un profundo reconocimiento por el valiente hallazgo y la osadía de Kabat-Zinn, sin perder por ello una sana visión crítica de los puntos que considero débiles o mejorables en el protocolo MBSR.

El doctor John Kabat-Zinn, junto con sus colaboradores, han conseguido situar la práctica de la meditación y de la atención plena en el centro de la corriente social y cultural de este siglo; solo por ello merecen un sincero reconocimiento. Otra cosa es en lo que se está convirtiendo actualmente el mindfulness, cuya expansión ha superado ya la capacidad de control de sus propios impulsores. Más adelante, en los primeros capítulos de este libro, hablaremos sobre ello.

De la metodología MBSR me impresionaron dos cosas. Primero, el esfuerzo sincero de separar la pura práctica de la meditación del contexto religioso y étnico budista en el que se ha transmitido tradicionalmente. Y, segundo, el formato del entrenamiento en ocho sesiones pautadas, es decir, el formato, muy ligado a la genialidad norteamericana, gracias al cual consiguen popularizar algo muy antiguo que, habiendo estado restringido a un grupo minoritario, presentan como nuevo. Como veremos más adelante, esta presentación tiene, a mi modo de ver, sus pros y sus contras, es decir, sus aciertos y sus carencias. El riesgo siempre es arrojar también al bebé por el desagüe con el agua sucia de la bañera.

El hecho es que mi acercamiento al mindfulness, y mi reconocimiento de sus virtudes y de sus carencias, me inspiró y me impulsó a reestructurar los seminarios sobre el cultivo de la atención plena, que venía impartiendo desde finales de los años ochenta. También me hizo concebir una metodología que armonizara los logros de los cursos MBSR con una concepción más tradicional, incluyendo y teniendo en cuenta aspectos importantes de la atención plena, que no han sido tan desarrollados en el mindfulness moderno.

Estando en ello, al mismo tiempo, mantuve conversaciones y encuentros con mi amigo Lama Denys Rinpoché, fundador del monasterio budista vajrayana Karmaling, en la Saboya francesa, y sucesor de Kyabje Kalu Rinpoché . También él estaba creando en esos momentos un protocolo de entrenamiento en atención plena, basado en las tradiciones Vajrayana y Mahamudra. De nuestro diálogo surgieron muchas ideas que después hemos incorporado en nuestras respectivas metodologías y que, finalmente, nos han llevado a crear la Altruistic Mindfulness International Network (Red Internacional de Mindfulness Altruista), a la que se están incorporando otras comunidades budistas que han desarrollado métodos de desarrollo de la atención plena basados en la tradición budista.

La primera formación de monitores de atención plena (FMAP), según el protocolo MBTB, tuvo lugar en el templo zen Luz Serena durante el año 2015. Desde entonces, cada año se realiza una nueva formación. Muchos de los monitores certificados están impartiendo los cursos de introducción y los cursos básicos de 5 semanas en muchas ciudades españolas. En 2016, con los primeros monitores formados en MBTB, fundamos la Escuela de Atención Plena, que desde entonces coordina las formaciones y los cursos de MBTB.

En apenas tres años, más de 3.000 personas han hecho algún tipo de curso de MBTB, y unas 250 se han formado como monitores de atención plena, en España y en la América hispana.

Me conmueven los testimonios de aquellos que, sin ningún tipo de experiencia previa ni afinidad especial con la mística oriental u occidental, expresan la profunda transformación que experimentaron durante y después de haber realizado un curso básico de 5 semanas.

He escrito este libro con el ánimo de dar a conocer la importancia y la práctica de la atención plena al mayor número de personas posibles, en la certitud de que la práctica de la atención plena nos ayuda a vivir más despiertos y conscientes de nuestra naturaleza humana y de la naturaleza de la realidad.

Expreso mi gratitud a Vicente Gallego, Uxío Outeiro, Agustín Vázquez, Jesús David Zarza, Natalia de Ancos, Gloria García de la Banda e Yvonne Biasini por sus acertadas revisiones y correcciones que, sin lugar a dudas, han mejorado enormemente la presente obra.

Ojalá que este libro pueda ser una fuente de despertar y de bondad para todos los que lo lean y lo practiquen.

DOKUSHÔ VILLALBA

En el templo zen Luz Serena,
el 8 de diciembre del 2018,
con Venus brillando sobre las colinas,
en el día de la celebración del despertar del Buddha

1. Sobre la atención

La atención convencional

La importancia de la atención no ha sido un descubrimiento del budismo. La atención es una cualidad natural inherente a la conciencia humana y a muchas formas de vida. La aportación fundamental del budismo ha sido la de poner de relieve que la atención es la condición *sine qua non* de la conciencia, así como la de haber creado y transmitido técnicas específicas que desarrollan el pleno potencial de esta cualidad innata.

Todos los seres vivos usamos la atención de forma natural. Por lo general, la atención es una herramienta evolutiva al servicio de la supervivencia. El león necesita estar muy atento a los movimientos de la gacela si quiere alimentarse y sobrevivir. La gacela necesita estar muy atenta a los movimientos del león y otros depredadores si quiere seguir viviendo. También los seres humanos usamos la atención para satisfacer nuestras necesidades y para vivir de la mejor manera posible. Estamos atentos cuando conducimos porque nuestra vida y la de los demás depende de ello. Estamos atentos en nuestro desempeño profesional porque nuestro empleo y nuestra familia dependen de ello. Usamos la atención durante todo el día, a lo largo de todos los días del año, durante toda nuestra existencia. Nuestra vida depende de ello. No obstante, esta forma de atención al servicio de la supervivencia está proyectada sobre todo en el entorno y en nuestra necesidad de adaptarnos a él. Es un rasgo común con la atención que ha desarrollado también toda forma de vida animal. Podríamos llamarla «atención biológica» o «atención convencional».

¿En qué se diferencia esta forma de atención de la atención plena (*sati*) desarrollada por el budismo, entre otras tradiciones? En que la atención plena supone un giro de esta cualidad hacia el interior hasta abarcar el complejo mundo subjetivo del individuo. Los animales, en particular los mamíferos superiores y los primates, también poseen una cierta conciencia de sí, especialmente de sus propios procesos metabólicos, pero de forma mucho más inconsciente que los seres humanos. Esta capacidad de los seres humanos de dirigir la atención sobre sí es la que nos permite ser conscientes de nosotros mismos y, por lo tanto, la que hace de nosotros seres humanos, la que nos diferencia del resto de los animales.

La atención convencional es, pues, una herramienta evolutiva al servicio de la satisfacción de las necesidades biológicas, emocionales, psicológicas y sociales básicas. La satisfacción de estas necesidades tiene como resultado el estado de bienestar o de felicidad básica.

La atención plena

La atención plena opera a otro nivel, a un nivel exclusivo del ser humano: el de la conciencia de sí y de la realidad. A nivel cognitivo, su propósito último es la clarificación de las preguntas ¿quién soy yo? y ¿qué es esto, la realidad? A nivel ético, su propósito es la liberación del dolor o estrés existencial inherente a los seres humanos autoconscientes. A esta forma de estrés el Buddha la llamó *dukkha*, habitualmente traducida como dolor o sufrimiento, entendido como malestar o angustia inherente a la existencia humana autoconsciente.

Esto quiere decir que, aunque consigamos satisfacer todas nuestras necesidades básicas y experimentar un estado de bienestar convencional gracias a la atención convencional, aun así, seguimos experimentando un malestar profundo, una inquietud, una insatisfacción, una especie de angustia sorda de la que también sentimos la necesidad de liberarnos. Aunque consigamos todo lo que deseemos, no podremos evitar encontrarnos tarde o temprano con tres hechos insoslayables: la enfermedad, la vejez y la muerte. Más aún: no podemos evitar ser conscientes de ello. La conciencia de nuestro propio e inevitable deterioro y la conciencia de nuestra finitud como seres vivos nos generan una profunda, aunque a veces oculta, angustia existencial.

¿Cuál es la causa de esta angustia? El Buddha la llamó «ignorancia». En el contexto budista, la ignorancia es la causa última de toda enfermedad y sufrimiento. Siendo así, es im-

portante que comprendamos qué entiende el budismo por ignorancia. En japonés, el término es *mumyo* y en sánscrito *avijja*,
comúnmente traducidos como «ausencia de conciencia clara».
En otras palabras, la ignorancia es un error de percepción, o
una percepción errónea de la realidad.

Todo organismo vivo necesita una cierta percepción de la
realidad, tanto interna como externa, con el fin de poder desarrollar comportamientos adaptados a esta, que le permitan sobrevivir. Los organismos que no pueden adaptarse a la realidad
en la que viven terminan por perecer y extinguirse. La capacidad de adaptación está indisolublemente unida a la capacidad
cognitiva, es decir, al conocimiento que dicho organismo tiene
de la realidad en la que vive. Para el budismo, el dolor asociado
a la enfermedad, a la vejez y a la muerte tiene su causa última
en un error cognitivo de la mente humana, la cual no percibe
claramente su realidad interna y externa y, por lo tanto, no
puede generar comportamientos adaptados a dicha realidad.

¿Cómo se manifiesta este error cognitivo en el ser humano?

En primer lugar, a través del pensamiento dualista. En
efecto, el *software* de la mente humana ordinaria, que procesa
casi toda la información que nos llega de la realidad a través
de los sentidos y las creaciones de la mente misma, obedece
a un programa diseñado en base dos, es decir, binario, como
los ordenadores: 0-1, bien-mal, yo-tú, cuerpo-mente, mate-
rial-espiritual, etcétera. El resultado de esto es una percepción
compartimentada, dividida *ad infinitum* en categorías estancas,
generalmente opuestas o excluyentes entre sí. Al procesar así la

información, la mente humana olvida un aspecto fundamental de la realidad: la interconexión básica de todos los elementos que la componen. Dicho de otra forma, el error de percepción básico de la mente humana ordinaria viene dado por un exceso de análisis y una carencia de síntesis, es decir, por un exceso de parcialización y una falta de totalidad.

En segundo lugar, a través de la negación de la transitoriedad. La vida no es un estado estático, es un proceso, es decir, cambio, transformación, evolución e involución, condensación, mantenimiento y disolución. La vida humana individual tampoco es un estado inmutable, sino un proceso de transformación en el que todo, absolutamente todo en el organismo humano, tanto a nivel corporal como mental, está cambiando continuamente. Es este proceso universal el que ha hecho que una determinada cantidad de energía se condense formando una vida humana, el que permite que esta forma se mantenga durante un tiempo limitado, y el que hace que esta forma se disuelva en el océano de la energía universal.

La degeneración física y mental y la disolución del organismo individual forman parte del proceso de la vida. En palabras del Buddha: «Todo lo que nace, muere. Todo lo que empieza, acaba». Así es la realidad. No obstante, la mente humana ordinaria, debido a un error de percepción, ha generado el concepto de perdurabilidad y se aferra a la perpetuación de la forma individual. Este deseo de inmortalidad individual, o lo que es lo mismo, este rechazo de la transitoriedad individual, ambos enraizados en un conocimiento defectuoso (ignorancia) de la realidad, es una patología profunda que impide al organismo desarrollar un comportamiento adaptado a la realidad. Los síntomas de este desarreglo son el dolor y el sufrimiento, primero mental, después emocional y, por último, corporal. Este dolor, en cualquiera de sus formas, debe ser considerado como manifestación de la falta de adaptación del organismo humano a la realidad, ya sea interna o externa.

En tercer lugar, a través de la negación de la ausencia de yo. La ignorancia, o error de percepción, se manifiesta sobre todo en el concepto de «yo» creado por la mente humana en el intento de conocerse a sí misma, y en el atávico apego emocional a esa idea. Este es el origen de esa gran neurosis colectiva que llamamos egocentrismo, causa última de tanto dolor y sufrimiento. El concepto «yo» es el producto típico de un *software* programado en sistema binario. Una de las primeras cosas que un humano recién nacido debe aprender por imposición cultural es la diferenciación entre yo y no-yo. Es decir, debe aprender a definir el yo y, a partir de ahí, a considerarlo una entidad inmutable, siempre opuesta al no-yo. El niño aprende a desarrollar el «amor propio», es decir, el apego a su yo y la desconfianza hacia el no-yo. Este mecanismo psíquico, que a primera vista parece muy eficaz para sobrevivir, puede convertirse en la principal causa de nuestra aniquilación como especie e incluso de la aniquilación de toda forma de vida en el planeta.

Lo que la realidad nos dice, cuando la percibimos más allá del condicionamiento egocéntrico, es que ningún *yo* puede sobrevivir sin eso que llamamos *no-yo*. Es decir, ningún *yo* tiene autonomía para sobrevivir por sí mismo sin la interconexión estrecha con lo *no-yo*. Sencillamente, la vida del hipotético *yo* está basada en su relación con lo *no-yo*. Por lo cual, lo *no-yo* es tan imprescindible para el *yo* como el *yo* mismo. Esto quiere decir que, de hecho, no hay separación entre el *yo* y el *no-yo*, sino una continuidad que desdibuja todo límite. Cuando una mente humana individual no percibe esto, su existencia es una lucha permanente por la supervivencia, una lucha contra lo *otro*. Se trata sencillamente de un error de percepción, porque lo *otro* es la parte del sí mismo que permanece oculta en la sombra de la ignorancia. La división mental de la realidad en *yo* y *otro* es la principal causa de la ansiedad crónica que padecemos los seres humanos. Ansiedad que, posteriormente, se manifiesta en una amplia gama de patologías mentales, emocionales y corporales.

La función de la atención plena

La conciencia es el producto final de un largo proceso cognitivo. En este proceso podemos distinguir tres fases:

1. *Captación, transmisión y recepción de la información.* La información procedente del medio ambiente, y del medio interno, es captada por los órganos sensoriales y transmitida a través del sistema nervioso hasta las zonas del cerebro dotadas de receptores específicos.

2. *Procesamiento de la información*. El cerebro procesa la información y genera la «imagen» o conciencia de la realidad.
3. *Respuesta adaptativa* (respuesta conductual). En el lóbulo frontal de la corteza cerebral, centro de decisión consciente, surge la orden que al ser transmitida por el sistema nervioso llega hasta las zonas motoras, generando una conducta supuestamente adaptada a la realidad percibida.

En las tres fases, la función de la atención plena es fundamental, ya que el error de percepción puede darse en una o varias de estas fases del proceso cognitivo:

1. Si los órganos y las conciencias sensoriales no están lo suficientemente despiertos, la calidad de los estímulos percibidos es pobre. Si los canales nerviosos no se encuentran en buen estado de conductibilidad, se producen muchas interferencias. Si las zonas del cerebro dotadas de receptores específicos no están lo suficientemente alertas, se produce una recepción insuficiente.
2. Si la asociación de los nuevos estímulos registrados no es adecuadamente asociada con la información almacenada en la memoria, o si la memoria no cuenta con informaciones parecidas a los nuevos estímulos, el procesamiento de la información (la imagen resultante) resulta defectuoso.
3. Si la imagen es defectuosa, la respuesta motora (la reacción conductual) también lo será, produciéndose así un comportamiento inadecuado, es decir, inadaptado.

La atención plena –la atención dirigida al proceso cognitivo mismo a través del cual nos conocemos y conocemos la realidad– es una condición *sine qua non* de la conciencia y un sistema de seguridad que opera sobre, y trata de corregir, el funcionamiento del sistema nervioso en su tarea de conocer la realidad y de adaptarse a ella.

La enfermedad y el malestar, entendidos en un sentido genérico, y toda la secuela de dolor y sufrimiento que conllevan, pueden ser, pues, considerados como un error de adaptación homeostática tanto al medio externo (realidad objetiva) como al interno (realidad subjetiva).

El estado de atención plena tiene un papel decisivo en el proceso cognitivo, como ya se ha dicho. Su influencia puede ser observada en las tres fases de todo proceso cognitivo anteriormente citadas, a saber:

1. En la captación, transmisión y recepción de los estímulos.

   a) *Captación.* Una atención plena hace que el umbral de conciencia se expanda considerablemente, permitiendo la captación de señales que en el caso de una atención débil pasarían desapercibidas. Muchas disfunciones corporales emiten en su inicio señales de dolor o de malestar que pueden ser débiles. En una conciencia no alerta, estas señales pasarán desapercibidas, pero una conciencia alerta captará de inmediato la señal. Muchas veces, los pacientes acuden al doctor cuando el dolor es muy intenso y ha alcanzado el umbral de conciencia incluso en condiciones de atención débil. En estos casos, la enfermedad suele encontrarse ya en estado muy avanzado y la curación se vuelve más problemática. Por el contrario, un sistema nervioso dotado de un nivel de atención alto captará inmediatamente cualquier señal de desequilibrio y actuará en consecuencia.

b) *Transmisión*. La calidad de la transmisión de las señales nerviosas depende de la «limpieza» y de la conductibilidad de los canales nerviosos. Aparte de las lesiones físicas o hereditarias, los canales nerviosos pueden dejar también de transmitir adecuadamente las señales nerviosas debido a bloqueos u «opacidades» provocados por determinadas actitudes emocionales y mentales. El dicho «solo ves lo que quieres ver» es una expresión de esto. Las actitudes emocionales de rechazo, de negación o de indiferencia hacia estímulos concretos bloquean la transmisión de estas señales hacia el cerebro. El estado de atención plena viene caracterizado por un estado emocional llamado ecuanimidad. Esto quiere decir que, en un estado de ecuanimidad, los impulsos nerviosos captados por los sentidos son transmitidos adecuadamente hacia el cerebro sin interferencia y sin bloqueos.

c) *Recepción*. Para la creación de una imagen correcta de la realidad es importante que las señales lleguen hasta el tálamo y, de aquí, al sistema límbico, al hipotálamo, a la formación bulboreticular (FBR) y al córtex, según corresponda. Pero las señales no solo deben llegar a sus respectivas áreas cerebrales, sino que, y sobre todo, es importante que estas zonas sean capaces de recibir dichas señales. Para ello, es fundamental que las zonas cerebrales implicadas estén «despiertas». Si no están despiertas, las señales no serán recibidas. Si solo están medio despiertas, las señales serán recibidas a medias. ¿Cómo tiene lugar el despertar de las zonas cerebrales? De la siguiente forma: cuando las señales llegan hasta el tálamo, este realiza dos funciones: 1.ª envía la señal a la zona cerebral correspondiente, y 2.ª envía una señal de alerta al *centro de atención*, que se encuentra en la formación bulboreticular, la cual se encarga de despertar la zona cerebral específica que debe recibir las señales enviadas por el tálamo. Este centro de la atención, como hemos visto, resulta directamente estimulado también por la FBR, la cual, a su vez, puede ser estimulada por el tono muscular, en concreto y principalmente por los músculos abdominales. Por último, a través de la tonificación correcta de los músculos abdominales mediante una espiración larga y profunda podemos mantener conscientemente despiertas amplias zonas del cerebro, lo cual facilita una recepción adecuada de las señales nerviosas.[1]

2. *En el procesamiento de la información*. Por muy adecuadamente que una señal haya sido recibida, carece de valor si no es adecuadamente procesada. Este procesamiento hace referencia a las funciones de identificación, comparación,

asociación, clasificación, etcétera. Todas estas funciones están basadas en y se apoyan en la memoria. Cuanta más memoria accesible tenga el cerebro, mayor será su capacidad de procesar una señal dada. La accesibilidad a la memoria es, pues, fundamental. Usando el lenguaje informático, podríamos decir que el cerebro cuenta con, al menos, dos tipos de memoria: la memoria RAM y la memoria ROM. En el ser humano, la memoria RAM correspondería a la memoria accesible para el lóbulo frontal, sede de la conciencia del yo, del control voluntario y de la capacidad de tomar decisiones. La memoria ROM sería la memoria contenida en la totalidad del cerebro, del sistema nervioso en su conjunto, en el organismo en su totalidad, en cada célula, en el código genético. En resumen, sería la memoria filogenética y ontogenética. Usualmente, el lóbulo frontal no tiene acceso a este segundo tipo de memoria. Para él, esta es una memoria inconsciente. Debido a ello, su capacidad de procesar adecuadamente las señales es limitada. Como consecuencia, la imagen de la realidad que el lóbulo frontal crea también es limitada. Por lo tanto, consecuencia de ello, su decisión puede ser «torpe», impidiendo una respuesta adaptativa adecuada. Esta es la situación de gran parte de los seres humanos que viven en las grandes ciudades del llamado mundo desarrollado. Esta situación tiene como base una falta de comunicación entre los tres cerebros que conforman el cerebro humano: el primitivo, el paleocórtex y el córtex (y especialmente, dentro del córtex, el lóbulo frontal). El cerebro primitivo o reptil, el paleocórtex y gran parte del córtex están íntimamente relacionados con la memoria ROM del ser humano, mientras que el lóbulo frontal es el que gestiona la memoria RAM. Los contenidos de la memoria RAM son seleccionados por la conciencia del yo, la cual, a su vez, está condicionada por el sistema sociocultural. En las sociedades en las que la cultura humana se «ha separado» de la naturaleza, la memoria del lóbulo frontal está (parcialmente) «desconectada» de la memoria profunda gestionada por el cerebro primitivo, por el paleocórtex y por gran parte de la corteza cerebral. Teniendo en cuenta que el sistema nervioso voluntario está controlado por el lóbulo frontal y el sistema nervioso central por el cerebro primitivo y por el paleocórtex, podemos decir que muchas de las enfermedades del mundo moderno tienen su origen en la falta de comunicación entre estos tres cerebros. Esto quiere decir que la información no fluye libremente de unos a otros y que sus respectivas memorias no son adecuadamente permeables entre ellas.

Para procesar adecuadamente las señales, el lóbulo frontal debería tener libre acceso y ser permeable a la memoria del disco duro humano, incluyendo el registro contenido en el código genético. Esto significa que el lóbulo frontal debe ampliar su umbral o su capacidad de memoria.

El cultivo permanente de la atención plena permite esta ampliación. El desarrollo de la atención plena facilita el acceso a la memoria inconsciente, actualizando un poder de procesamiento insospechado.

3. *En la respuesta adaptativa.* Si la imagen de la realidad creada por el lóbulo frontal es correcta, su orden de acción también lo será y, si no hay ninguna lesión emocional, del aparato motor o de otro tipo, la acción motora responderá perfectamente al estímulo. No obstante, en el caso humano nos encontramos con el conflicto cultura-naturaleza. El ser humano es un ente biológico inmerso en un ecosistema del que depende para sobrevivir biológicamente y, al mismo tiempo, es un ente social inmerso en un sistema sociocultural del que también depende para sobrevivir. El hecho es que, principalmente en las sociedades llamadas desarrolladas, el conflicto y la separación entre cultura y naturaleza son dramáticos. El sistema nervioso humano se enfrenta a un grave dilema: ¿a qué adaptarse, al ecosistema o al sistema sociocultural? Siendo como somos entes sociales, no podemos vivir apartados del sistema sociocultural, pero al mismo tiempo, siendo como somos seres biológicos, no podemos negar nuestra necesidad imperiosa de adaptarnos convenientemente al ecosistema que sustenta nuestra vida. Podemos decir que, en su mayoría, los ciudadanos del mundo «civilizado» anteponen su adaptación al sistema sociocultural, incluso si dicha adaptación genera la enfermedad o la muerte del ser biológico. Este sobreesfuerzo de adaptación a un sistema sociocultural que trata de ignorar la realidad biológica es la causa de muchas enfermedades y muertes en el mundo desarrollado (infartos, estrés, adicciones mortales, insomnio, cánceres, desequilibrios emociona-

les y psicológicos, etc.). El malestar del individuo no puede ser estudiado, ni concebido ni curado, sin tener en cuenta la enfermedad del sistema sociocultural en el que vive. No es sano adaptarse a una sociedad enferma.

Aquí también la práctica de la atención plena desempeña un papel crucial. Al aumentar el umbral de atención (y por lo tanto de conciencia, y por lo tanto de poder de decisión, y por lo tanto de respuesta), el individuo tiene acceso a un volumen mayor de memoria y de conciencia biológica. Por ello, esta memoria adquiere mayor importancia a la hora de tomar decisiones y de ordenar respuestas realmente adaptadas no solo al sistema sociocultural, sino también a su realidad biológica.

En resumen, una adaptación inadecuada a la realidad se manifiesta como malestar a múltiples niveles. Esta adaptación inadecuada tiene como causa un error de percepción (de captación, de transmisión, de recepción, de procesamiento o de reacción). Este error de percepción tiene su causa en un funcionamiento incorrecto o insuficiente de la atención; por lo cual, establecer un funcionamiento correcto y pleno de la atención constituye el tratamiento necesario para sanar todo tipo de malestar y, en particular, el malestar existencial. Esta es la función de la atención plena tal y como fue concebida, practicada y enseñada por el Buddha Shakyamuni.

2. La atención plena correcta

Contextos

Es indudable la expansión que el mindfulness está teniendo en los países industrializados. Son innumerables los cursos de mindfulness adaptados a la reducción de estrés, a los ámbitos sanitarios, educacionales, empresariales, de desarrollo personal, etcétera. Desde mi punto de vista, el éxito que el mindfulness está teniendo en la sociedad occidental obedece a dos grandes conjuntos de causas:

1.º Los individuos de las sociedades modernas sufrimos un estado de alienación y estrés muy grave, por lo que necesitamos urgentemente conectar con la verdadera realidad del ser que somos. 2.º El movimiento mindfulness ha puesto a disposición de las personas un conjunto de técnicas para desarrollar la atención, tomadas principalmente de la tradición budista, desligadas de cualquier contexto ético y religioso, secularizando y acomodando la antigua práctica de la atención plena a la demanda occidental.

De esta forma, actualmente, en nuestra sociedad el *midfulness* se ha convertido en un fenómeno *mainstream.*

A mi modo de ver, estas razones y factores que constituyen la clave de su éxito social son también sus debilidades. Con el tiempo, pueden hacer que se convierta en un simple movimiento de autoayuda que acabe desapareciendo cuando la ola pase, como ha ocurrido con otras técnicas que en su momento también fueron tendencia. Si queremos que el mindfulness se convierta en una herramienta de despertar que nos permita tener una vida más consciente, es importante que recuperemos el contexto ético-cognitivo en el que la atención plena fue enseñada por el Buddha y nos inspiremos en él.

Con respecto a la atención plena tal y como se transmite en las tradiciones budistas, el movimiento mindfulness moderno confunde el contexto étnico-religioso con el contexto ético-cognitivo. Al tratar de desligar la atención plena del contexto étnico-religioso, la ha desligado también del contexto ético-cognitivo en el que, tradicionalmente, se ha enseñado y practicado. Y esto es como tirar también al bebé por el desagüe con el agua sucia de la bañera.

Es, pues, importante poder diferenciar ambos contextos.

El *contexto étnico-religioso* es el conjunto de creencias, prácticas religiosas populares, a menudo basadas en supersticiones, y costumbres étnicas asociadas a las distintas formas de budismo, tal y como se dan en culturas y sociedades tan distintas entre sí como la china, la birmana, tailandesa o japonesa. Este contexto es la carcasa que el budismo ha adoptado a lo largo de los siglos en diferentes culturas. Es indudable que los occidentales no necesitamos convertirnos en «orientales» para practicar la atención plena, y es saludable que no importemos estos contextos localistas tan distintos al nuestro.

El *contexto ético-cognitivo* es el ecosistema o conjunto de cualidades, actitudes, valores, propósitos y objetivos en el que la práctica de la atención plena ha sido y sigue siendo transmitida en las tradiciones budistas. Este contexto es el núcleo de la práctica de la atención plena, el sistema en el que la atención plena madura en su total potencialidad.

A lo largo de las siguientes páginas iré desplegando las características y las funciones de los elementos que conforman este contexto ético-cognitivo.

Las fuentes budistas de la atención plena

Las fuentes más antiguas que recogen las enseñanzas del Buddha sobre el cultivo de la atención plena, *sati* en pali, son:

- El *Dhammacakkappavattana sutta*, «*el Sutra de la puesta en movimiento de la rueda del Dharma*», o *Sutra de Benarés*, que se encuentra en el *Samyutta Nikaya*, o «*Colección de Discursos agrupados temáticamente*». Esta fue la primera enseñanza que transmitió el Buddha Shakyamuni después de su experiencia de despertar, y es considerado como el discurso fundacional del budismo. El *Sutra de Benarés* señala el propósito general, los objetivos superiores y el contexto ético-cognitivo de la atención plena, así como las cualidades mentales que actúan en sinergia con ella.

- El *Sattipatthana sutta*, o «*Las cuatro aplicaciones de la atención plena*», que se encuentra en el *Majjhima Nikaya*, o *sutras* medianos. En este *sutra* encontramos la metodología para desarrollar la atención plena basada en los cuatro soportes o aplicaciones.
- *Mahâ satipatthana sutta*, o «*Gran sutra de las cuatro aplicaciones de la atención plena*», del *Digha Nikaya* o *sutras* largos. Este *sutra* es idéntico al anterior, salvo en la reiteración de algunos párrafos que no añaden contenido nuevo.
- El *Anapanasati sutta*, o «*Atención plena aplicada a la respiración*», que se encuentra también en el *Majjhima Nikaya*. Este *sutra* desarrolla particularmente el cultivo de la atención plena centrada en la respiración.

En estos s*utras* podemos hallar las instrucciones básicas del Buddha sobre la atención plena. A partir de estas instrucciones, las diversas tradiciones budistas han ido elaborando con el tiempo metodologías específicas. La metodología MBTB se basa en las enseñanzas recogidas en estos *sutras*, en mi experiencia de más de 40 años de práctica de la meditación zen, así como en metodologías modernas procedentes del MBRS y otros sistemas de mindfulness basados en el budismo.

Las cuatro características de la atención plena correcta

En la tradición budista se habla de atención plena incorrecta (*miccha sati*) y de atención plena correcta (*samma sati*). ¿Qué es lo que hace que la atención plena sea correcta o incorrecta? Cuatro aspectos son los que caracterizan y definen la atención plena correcta:

1. El propósito y los objetivos en pos de los cuales se practica.
2. La definición misma de qué es atención plena y en qué consiste su práctica.
3. Las cualidades mentales que requieren ser desarrolladas para que la atención plena madure y conduzca al propósito.
4. Las prácticas coadyuvantes que sostienen el desarrollo de la atención plena.

1. El propósito general de la atención plena correcta

¿Por qué practicar la atención plena? ¿Para qué? Clarificar el propósito de la práctica debe ser el primer paso de la práctica misma. La flecha irá allí hacia donde apuntemos. Los propósitos que encontramos hoy día entre los practicantes de mindfulness son muy variados, aunque todos ellos tienen en común la necesidad de un cierto bienestar emocional y sosiego mental, lo cual es naturalmente humano y legítimo. No obstante, debido a nuestra pereza mental, existe una tendencia general a buscar solo un efecto paliativo de los síntomas. Pocos son los que tienen el coraje de indagar en las causas profundas, incluso de un malestar poco importante.

Otra tendencia general, en cuanto al propósito, tiene que ver con la búsqueda exclusiva de un bienestar individual, propio de nuestra civilización egocéntrica y narcisista. El mindfulness se está extendiendo como una técnica de bienestar (*wellness*). No hay nada malo en querer sentirse y estar bien, pero creer que podemos llegar a ser felices en medio de un mundo en el que predomina la desdicha es tan ilusorio como pretender construirse un iglú en el desierto para protegerse del sol.

Como recoge el *Sutra de Benarés*, el propósito de la atención plena es: «La liberación del dolor y del sufrimiento, en cualquiera de sus formas, en uno mismo y en los demás».

«Dolor y sufrimiento» es la traducción del término pali *dukkha*, *duhkha* en sánscrito. Se trata de un término difícil de traducir, ya que no existe en ninguna lengua occidental un equivalente. Incluye las experiencias de malestar, descontento, desilusión, insatisfacción, sufrimiento, incomodidad, sed, carencia, dolor, intranquilidad, imperfección, conflicto, pesar, frustración, irritación, presión, agonía, ansiedad, tensión, angustia existencial. Se refiere a la experiencia de malestar general que acompaña la existencia humana.

En pocas palabras, el propósito general de la práctica de la atención plena correcta es el de alcanzar el máximo bienestar y felicidad de uno mismo y de todos los seres vivientes, inspirados por la visión de que la felicidad de los demás es inseparable de la propia, y viceversa.

En los cursos de MBTB lo primero que hacemos, mediante una reflexión sincera, es clarificar el propósito por el que se quiere practicar, y contrastar este propósito con el propósito correcto enseñado por el Buddha. Una vez establecido firmemente el propósito inicial, lo traducimos a objetivos más manejables y medibles en nuestra vida cotidiana.

Los objetivos de la atención plena correcta

Este propósito último solo puede lograrse mediante la realización de objetivos superiores:

- identificar el dolor y el sufrimiento en cualquiera de sus formas, en uno mismo y en los demás;
- identificar, comprender y erradicar sus causas, en uno mismo y en los demás;
- seguir el camino que erradica las causas del dolor y el sufrimiento;
- experimentar, uno mismo y los demás, el estado libre de dolor y de sufrimiento.

El camino enseñado por el Buddha evita dos extremos. En el *Sutra de Benarés* leemos:

«Hay dos extremos que no deberían ser seguidos. ¿Cuáles son? Complacencia en los placeres sensuales: esto es bajo, vulgar, ordinario, innoble y sin beneficio; y adicción a la mortificación: esto es doloroso, innoble y sin beneficio. No siguiendo estos dos extremos, el *Tathagatha* ha penetrado el camino medio que genera la visión, entendimiento, que conduce a la paz, a la sabiduría, al despertar y a la liberación del sufrimiento».

Buddha lo llamó Camino Medio y enseñó que está constituido por ocho prácticas que definen un estilo de vida:

1. Visión correcta
2. Intención correcta
3. Palabra correcta
4. Acción correcta
5. Medio de vida correcto
6. Esfuerzo correcto
7. Atención plena correcta
8. Aquietamiento mental correcto

2. Definición de la atención plena correcta

¿Qué es exactamente el mindfulness? ¿Qué es la atención plena? ¿Cómo se definen en la tradición budista y en el movimiento mindfulness moderno?

Definición de atención plena en el budismo antiguo
Sati, en pali, o *smrti,* en sánscrito, son los términos originales que han sido traducidos al inglés como mindfulness. En

el budismo antiguo, *sati* es definida como «la facultad de la mente de *no olvidarse* del objeto, cuya función es la de evitar la distracción»[2] y, también, como «la capacidad de la mente para *no alejarse del objeto mental*».[3]

En el budismo tradicional, el significado principal de *sati* es «recordar», «no-olvidar». Esto incluye la *memoria retrospectiva* del pasado, el *recuerdo prospectivo* de hacer algo en el futuro y el *recuerdo centrado en el presente*, en el sentido de mantener una inquebrantable atención en la realidad presente. Esto es, el objeto de *sati* es un presente expandido que incluye el pasado, el presente y el futuro. Lo opuesto a la atención plena es, pues, el olvido del objeto.

Definiciones de mindfulness en la psicología actual

«Mindfulness consiste en llevar la propia atención completa a la experiencia presente, momento a momento».[4]

«Mindfulness es la observación no-enjuiciativa de la corriente interna y externa de estímulos en curso, a medida que surgen».[5]

«Mindfulness es la toma de conciencia [*awareness*] de la experiencia presente con aceptación».[6]

«Mindfulness significa prestar atención de un modo particular: deliberado, centrado en el momento presente y no-enjuiciativo».[7]

«Mindfulness es el darse cuenta [*awareness*] que emerge del acto de prestar atención de un modo deliberado, en el momento presente, con compasión, y una curiosidad a corazón abierto».[8]

«Mindfulness es prestar atención con apertura, curiosidad y flexibilidad».[9]

«Mindfulness es un tipo de toma de conciencia [*awareness*] no-elaborativo, no-enjuiciativo y centrado en el presente, en el que cada pensamiento, sentimiento o sensación que surge en el campo atencional es reconocido y aceptado como es».[10]

En resumen, se afirma que mindfulness es:

- Atención enfocada.
- Atención persistente –concentración.
- Atención en el momento presente.
- Observación no enjuiciativa.
- Toma de conciencia.
- Reconocimiento de lo que es.
- Aceptación no reactiva de lo que es.

La confusión entre mindfulness, atención plena y atención pura
Relacionar este conjunto de cualidades con las cualidades de la atención plena (*sati*) transmitida por la tradición budista es una imprecisión. Las definiciones que hemos visto de mindfulness se corresponden más con lo que en el budismo tradicional es llamado *manasikara*, término traducido habitualmente como simple «atención», «implicación mental» y, más comúnmente, como «atención pura». La equiparación y la confusión de la atención plena con la atención pura es algo que ha tenido su origen en el movimiento *vipassana* moderno, especialmente en

aquellos movimientos laicos de origen birmano que quisieron presentar la práctica de la atención plena como algo independiente y separado de cualquier contexto cognitivo y ético.

Manasikara (en pali, en adelante p), en la tradición budista, se refiere a los segundos iniciales de la cognición pura de un objeto, antes de que el sujeto se escinda de él y comience a reconocer, identificar y conceptualizar. Es considerada una práctica éticamente neutra. En los textos budistas tradicionales, no se considera *manasikara* como un factor mental saludable, sino neutro. Lo que en Occidente es llamado mindfulness se corresponde más con *manasikara*, atención pura, que con *sati*, atención plena. El cultivo del mindfulness-atención pura es valioso de muchas maneras diferentes, y hay ya un considerable y creciente corpus de investigaciones acerca de sus beneficios para tratar desórdenes tanto psicológicos como fisiológicos. Pero es incorrecto equipararlo con la atención plena (*sati*), y un error aún más grave es pensar que la meditación budista se reduce a la práctica de la atención pura. Si ese fuera el caso, todas las enseñanzas del Buddha sobre ética (*sila*), aquietamiento mental (*samadhi*) y sabiduría (*prasña*) serían irrelevantes.

Ninguna fuente tradicional budista equipara la atención plena con la atención pura. El Buddha no empleó nunca el término *manasikara*, sino *sati*, para referirse a la atención plena, como por ejemplo en los cuatro *sutras* que se refieren al cultivo de la atención. El término *manasikara* no aparece en los *sutras*, o enseñanzas del Buddha, sino en el *Abhidharma*, tratado de psicología y exégesis elaborado por las generaciones posteriores al Buddha.

Por lo tanto, en la tradición budista, *sati* no significa simplemente «ser consciente» o «prestar atención» al momento presente, entendido este como algo desvinculado del pasado y del futuro. La atención plena (*sati*) posee connotaciones mucho más ricas y complejas, como expondré a continuación.

La práctica de la atención plena correcta (*samma-sati*) tiene un propósito

A veces se presenta el mindfulness como una práctica que permite la eliminación de las molestias y que facilita la conciencia de los pequeños placeres que la vida ofrece, recurriendo a ejercicios tales como saborear una uva pasa o disfrutar de un buen té, etcétera. He visto, por ejemplo, cursos de mindfulness aplicados a la cata de vinos acompañados de degustación de *delicatessen*. No hay nada malo en ello, salvo que el cultivo del hedonismo no forma parte del propósito con el que se usa la atención plena en la tradición budista.

En el vocabulario del Buddha, a esta apreciación gozosa de las sensaciones y de los estados placenteros se la llama «contentamiento». El contentamiento puede ser útil cuando se está experimentando sufrimiento físico, emocional o psicológico, pero no siempre es conveniente en el proceso de liberación de un dolor o de un sufrimiento más profundos.

El nombre mismo MBSR[11] indica que el objetivo de esta práctica es la reducción o la liberación de este estado de sufrimiento físico, emocional y psicológico llamado estrés. En este sentido, el mindfulness está haciendo una gran labor y está ayudando a muchas personas a superar estados displacenteros. Pero no debemos olvidar que la atención plena no fue enseñada por el Buddha como un sistema terapéutico para aliviar el dolor físico, emocional o psicológico, sino como una herramienta de despertar y de liberación existencial. El Buddha afirmó que el secreto para su Despertar fue que no se permitió contentarse y descansar en las liberaciones relativas alcanzadas y en el placer asociado, sino que se mantuvo en la búsqueda de la liberación superior y del gozo y la paz profundos asociados.

El contentamiento, el gozo sensorial y emocional, el bienestar corporal, emocional y psicológico tienen su tiempo, su lugar y su razón de ser y, por supuesto, su legitimidad. Pero el propósito último de la atención plena (*sati*) no es ese, sino la liberación de las causas profundas del dolor y el sufrimiento. Desde este punto de vista, se podría reprochar al mindfulness el haber reducido la práctica budista de la atención plena a una técnica de bienestar, que ayuda a disolver ciertos síntomas corporales, psicológicos y emocionales de un malestar mayor y más profundo, favoreciendo así un contentamiento superficial que, finalmente, evita bucear en las causas profundas. Mindfulness como técnica de bienestar, en vez de atención plena como herramienta de despertar.

En su artículo *Más Allá del McMindfulness*, Ron Purser, profesor de Management en la Universidad Estatal de San Francisco, y David Loy, maestro zen norteamericano, escriben:

«Desligar la atención plena de su contexto ético y religioso es un movimiento comprensible para hacer del mindfulness un producto viable en el mercado. Pero la urgencia por secularizar y acomodar la atención plena a una técnica de mercado puede llevar a una desafortunada desnaturalización de esta antigua práctica, cuyo objetivo es mucho más que aliviar una jaqueca, reducir la presión sanguínea o ayudar a los directivos a estar más centrados y ser más productivos.

»Generar una técnica más simplificada y secularizada (lo que algunos críticos empiezan a llamar *McMindfulness*) puede volverla más apetecible al mundo empresarial, pero esta descontextualización de la atención plena de su propósito original de liberación y transmisión de una ética social tiene algo de *negocio fáustico*. En lugar de aplicar la atención plena como una forma de despertar a personas y organizaciones de las malsanas raíces de la avaricia, la aversión y la ignorancia, habitualmente se moderniza y se convierte en mindfulness, es decir, una serie de técnicas banales, terapéuticas y de autoayuda que en verdad refuerzan esas raíces.

»La mayor parte de las opiniones científicas y populares que circulan por los medios han retratado el mindfulness en términos de reducción de estrés y mejora de la atención. Los beneficios de estas habilidades son una herencia *sine qua non* de la atención plena y es su mayor atractivo para las empresas actuales. Pero la atención plena, entendida y practicada dentro de la tradición budista, no es solo una técnica éticamente neutra para reducir el estrés y aumentar la concentración. En su lugar, la atención plena es una cualidad distintiva de la atención que depende y se ve influida por muchos otros factores: la naturaleza de nuestros pensamientos, acciones y palabras, nuestra forma de ganarnos la vida y nuestros esfuerzos para evitar comportamientos poco saludables y desarrollar otros comportamientos que propicien acciones sabias, armonía social y compasión.

»La tradición budista diferencia la atención plena correcta (*samma sati*) de la atención plena incorrecta (*miccha sati*). La distinción no es moral; la cuestión es si la calidad de la conciencia se caracteriza por tener las intenciones saludables y cualidades mentales positivas que lleven a la prosperidad y al bienestar a los demás y a uno mismo».

A pesar de que la reducción o disolución de los síntomas corporales, emocionales y psicológicos dolorosos, o el buen funcionamiento de las empresas, son en sí actos saludables y loables, el reducir a, y el llamar a esta práctica, «atención plena» puede llegar a ser un obstáculo en el camino hacia una liberación más real y radical, fomentando la confusión y el desconocimiento de lo que es, en verdad, la práctica de la atención plena tal y como ha sido y sigue siendo transmitida en el budismo.

La atención plena correcta no consiste simplemente en centrarse en el instante presente

En el resumen del XVII Encuentro organizado por el Mind & Life Institute titulado «Atención, memoria y mente: una sinergia entre las perspectivas psicológica, neurocientífica y contemplativa», que tuvo lugar en Dharamsala, en el 2009, podemos leer:

> «Atención plena (*sati*) no solo se refiere a la conciencia de los sucesos presentes, momento a momento. La connotación principal de este término es, en cambio, "recuerdo". Esto es, la atención plena (*sati*) incluye la memoria retrospectiva, la conciencia centrada en el presente y la memoria prospectiva, es decir, el acordarse de ser consciente de algo o de hacer algo en un determinado momento futuro».

Atención plena (*sati*) no es simplemente centrar la atención en lo que está sucediendo en el presente, como se afirma en el mindfulness occidental. Eso sería atención pura. La atención plena incluye la conciencia del pasado, la conciencia de la relación del pasado con el presente y la conciencia del presente en su relación con el futuro. El presente de la atención plena (*sati*) es un tiempo expandido que incluye el pasado, el presente y el futuro. Un ejemplo: podemos estar completamente atentos a la acción que estamos realizando en el momento presente y, al mismo tiempo, olvidar la motivación inicial y el propósito de dicha acción.

No existe ningún instante presente desvinculado de los instantes pasados y de los futuros. Toda acción, todo pensamiento es inseparable de las acciones y de los pensamientos anteriores y posteriores, porque el discurrir del tiempo no es una sucesión de puntos inconexos, sino un fluido continuo en el que no se puede separar un instante de otro. Es cierto que una mente dispersa tiende a desvincularse del presente y estancarse en el pasado, generando pensamientos obsesivos; o tiende a proyectarse en el futuro, creando un estado de ansiedad. Este estado de mente es muy común en nuestra época. Tal vez para contrarrestar dichas tendencias, el mindfulness moderno hace tanto hincapié en centrar la atención en el momento presente. Ahora bien, centrar exclusivamente la atención en el momento presente conduce a cierta forma de miopía cognitiva que tiene consecuencias graves, porque afecta a la percepción de la compleja red que constituye la realidad, reduciéndola peligrosamente solo a lo que está sucediendo «ahora». Una percepción así disminuida afecta inevitablemente al comportamiento ético: si lo único que importa es el presente, para qué vamos a ocuparnos del pasado y el futuro. Cuando perdemos el sentido histórico y no nos preocupamos de las consecuencias futuras de nuestras acciones y pensamientos resulta inevitable caer en la actitud del *carpe diem*.

El instante presente, el «ahora», objeto de la atención *sati,* no es un punto comprendido entre los instantes pasados y los instantes futuros. Es un presente expandido que incluye la percepción de los vínculos que conectan el pasado con el presente y del presente con el futuro. Es la conciencia de este presente expandido la que nos permite darnos cuenta de que lo que estamos experimentando en el instante presente es el resultado de lo que experimentamos en los instantes pasados y, al mismo tiempo, las causas de lo que experimentaremos en los instantes futuros. El pasado y el futuro están incluidos en el presente.

La atención plena correcta no es solo enfoque

Otra imprecisión del mindfulness occidental consiste en reducir la atención plena (*sati*) al simple enfoque de la atención, es decir, a una técnica de *focusing*. La práctica budista de la atención plena (*sati*) incluye la cualidad de enfoque y la persistencia del enfoque –concentración, *samatha*–, pero no se limita a ellas. El enfoque y la persistencia del enfoque son factores básicos e imprescindibles en el proceso de desarrollo de la atención plena, pero, en sí mismos, son insuficientes para que aparezca la conciencia clara o la plena conciencia del objeto (*sampajanna*, en p), resultado cognitivo final del proceso de la atención plena. Para que aparezca la conciencia clara del objeto o el pleno darse cuenta, son imprescindibles otras cualidades que veremos más adelante.

La atención plena correcta requiere discernimiento

Es común presentar el mindfulness como una «observación sin juicios». Considero que una explicación y una comprensión incorrectas de este punto son dos de los mayores peligros del mindfulness moderno. ¿Qué se quiere decir exactamente con «no juzgar la experiencia presente»? ¿Debemos perder el juicio para poder experimentar el mindfulness? No creo que esta sea la intención de Kabat-Zinn cuando afirma que «mindfulness consiste en prestar atención de un modo particular, deliberado, centrado en el momento presente y sin juicios». En el lenguaje popular «perder el juicio» quiere decir volverse loco. La capacidad de juicio, de evaluar y de valorar, de discernir lo que nos ocurre es un signo de madurez cognitiva y moral. Como veremos más adelante, *sati* implica la capacidad de evaluar y de discernir el contenido de nuestros pensamientos y experiencias, y de adoptar una actitud moral orientada al bien y al bienestar propio y ajeno. Deduzco que la expresión «no enjuiciar la experiencia presente» se refiere a evitar la rumiación de pensamientos autocríticos y actitudes impregnadas de prejuicios y de sentimientos de culpa y de condena, tanto hacia uno mismo como hacia los demás. No obstante, evitar los prejuicios es una cosa y no enjuiciar lo que sucede es otra totalmente diferente. El juicio, la evaluación, la apreciación son cualidades sanas y necesarias. El mismo hecho de querer evitar la rumiación de pensamientos y actitudes impregnadas de prejuicios y de sentimientos de culpa y de condena, tanto hacia uno mismo como hacia los demás, presupone ya un juicio, una valoración y una actitud moral. Es natural que enjuiciemos y califiquemos algunas actitudes como insanas y que queramos liberarnos de ellas, así como es natural que evaluemos algunas actitudes como sanas y queramos afianzarnos en ellas.

El peligro de la expresión «no enjuiciar la experiencia presente» radica en confundir esta actitud con un estado de no discernimiento. En la tradición budista, la atención plena es una herramienta que se cultiva asociada al discernimiento no discriminativo. Para el sentido común, la ausencia de juicio –entendiendo juicio como discernimiento– es sinónimo de necedad, estupidez, locura («ha perdido el juicio»), ignorancia, ceguera moral («no saber distinguir el bien del mal»).

La detención del juicio-discernimiento es una cualidad asociada en el budismo con la atención pura o *manasikara*. Esta detención de todo juicio y discernimiento tiene una función determinada y eventual en el proceso meditativo budista. Pero la atención plena o *sati* incluye y necesita la práctica del discernimiento.

La atención plena no es éticamente neutra

En el mindfulness occidental se considera la atención plena como «aceptación de lo que es». También aquí se confunde la atención pura con la atención plena.

La «aceptación de lo que es» es una cualidad inicial e imprescindible en el proceso de transformación de aquello que debe ser transformado; pero, en sí misma, no produce transformación. La cualidad de «aceptar lo que es tal y como es» está asociada en el budismo a *manasikara*, no a *sati*. *Manasikara* es considerada una práctica éticamente neutra. Corresponde a una fase en el proceso cognitivo-meditativo en la que no se produce la intención de transformar nada; por lo tanto, se aceptan las cosas como son, tal y como aparecen. Por el contrario, *sati* es considerada como una práctica saludable, es decir, una práctica enfocada en el bien y en la felicidad, tanto de uno mismo como de los demás. *Sati* es un factor liberador y transformador del dolor y el sufrimiento. Para transformar el dolor y el sufrimiento no basta con aceptarlos tal y como aparecen, sino que es imprescindible indagar en sus causas y emprender un camino de liberación y de transformación. Es decir, la práctica de *sati* no se reduce a una actitud de mera aceptación pasiva del dolor, sino que requiere una actitud interior activa en pos de la liberación. Tal liberación no se consigue simplemente con la mera aceptación pasiva, sino que requiere el desarrollo de otras cualidades importantes como veremos más adelante. La práctica de la atención plena (*sati*) no es un proceso pasivo de estar presente sin juzgar lo que aparece y sin querer cambiarlo en absoluto. La atención plena engarza las experiencias presentes a lo largo del tiempo, es decir, engarza el pasado con el presente y con el futuro, y mantiene presente la clara conciencia o conciencia plena de que hay un camino que desarrollar, esto es, asienta la mente en los estados saludables, evitando los insanos.

La atención plena no es solo «no-reactividad» ni solo «aceptación radical»

Hemos visto que algunos especialistas del mindfulness lo definen como «una atención no reactiva que acepta radicalmente lo que es». Una vez más, se confunde atención plena con atención pura.

En los textos budistas, las cualidades más cercanas a «no reactividad» y «aceptación» son *ecuanimidad* y *paciencia*. *Ecuanimidad* significa aprender a poner a un lado tus preferencias para que puedas observar qué hay realmente ahí, es decir, evitar la discriminación. *Paciencia* es la habilidad para no disgustarse por las cosas que no te gustan, para permanecer en situaciones difíciles, aun cuando estas no se resuelvan tan rápido como quisieras. Cuando en el budismo se practica la atención plena, uno no solo acepta las cosas desagradables, sino que las observa y las comprende. Y cuando uno ha tomado clara conciencia de que un objeto o actitud de la mente es dañino, no permanece ecuánime ante ello, sino que realiza todo el esfuerzo que sea necesario para liberarse de ello y, en su lugar, alimenta actitudes sanas que facilitan el camino hacia la sanación integral.

Resumiendo, las técnicas actuales del mindfulness se alejan de la atención plena tal y como es concebida y practicada en el budismo en dos aspectos importantes:

- En primer lugar, y como hemos visto, ha confundido las cualidades de la atención plena (*sati*) con las de la atención pura (*manasikara*), asignándole a una las cualidades de la otra y, por lo tanto, limitando enormemente el poder y el campo de acción de la atención plena (*sati*).
- En segundo lugar, el intento loable de secularizar la práctica de la atención plena –con el propósito de ofrecer una técnica de sanación aconfesional y apta para todos– ha llevado a descontextualizarla del marco ético-cognitivo en el que surgió y en el que se practica tradicionalmente. El propósito es loable, pero, desde el punto de vista de la tradición budista, la forma de hacerlo ha inducido al error de arrojar al bebé por el desagüe con el agua sucia de la bañera.

No todo mindfulness es atención plena correcta

Imaginemos a un francotirador escondido en la vegetación esperando el momento para disparar sobre su objetivo humano. Dicho francotirador ha hecho un curso de mindfulness y ha aprendido a estar alerta, perfectamente consciente de todo lo que ocurre en su entorno, consciente del menor movimiento de su propio cuerpo. No piensa en el pasado ni en el futuro. Está atento al presente. No enjuicia, no reacciona, acepta la situación. No se plantea las consecuencias futuras de su acción. No juzga si lo que hace es bueno o malo. ¿Podríamos decir que se encuentra en un estado *mindful*? Para el budismo, el hecho de que su intención sea matar hace que se trate de una atención incorrecta. De hecho, para el budismo, este estado y esta acción son éticamente insanos.

Hoy día encontramos cursos de mindfulness dirigidos a muchos tipos de actividades humanas. Algunas de ellas son de carácter médico o terapéutico, como la reducción del estrés, depresión, adicciones, etcétera. Pero también encontramos técnicas de mindfulness aplicadas al rendimiento deportivo, a la gestión de empresas, al crecimiento personal, a la productividad, etcétera. Creo que, por principio, todo lo que contribuya a la verdadera felicidad y al verdadero bienestar es positivo y loable. No obstante, basándose en el principio de que la técnica de mindfulness es éticamente neutra, no-juzgadora, no-reactiva, y que no tiene en cuenta el propósito final de la acción, puede ser utilizada para, por ejemplo, mejorar la productividad de los empleados de cualquier tipo de empresa, sin tener en cuenta cuál es el producto que se está produciendo, cuáles son las condiciones humanas de los productores, qué repercusiones tiene esa producción en la salud de la población o en el medio ambiente, de dónde procede el capital usado, o cómo se distribuye el capital obtenido, etcétera.

Esta actitud hace que las técnicas del mindfulness se estén convirtiendo rápidamente en una herramienta más al servicio del materialismo, del egocentrismo, en definitiva, de la ilusión, de la ignorancia y de la avaricia, que son las causas últimas del dolor y el sufrimiento.

Ante esta situación, algunos maestros budistas –entre los que me encuentro– hemos sentido la necesidad de demostrar la importancia del marco ético-cognitivo en el que la atención plena ha sido enseñada y en el que despliega su potencial máximo y primigenio. El protocolo MBTB responde a esta necesidad.

3. Las cualidades mentales asociadas a la atención plena correcta

Hemos visto que la atención plena es considerada en el budismo como una práctica saludable, es decir, una práctica enfocada en el bien y en la felicidad, tanto de uno mismo como de los demás, esto es, una herramienta al servicio de la liberación del dolor y el sufrimiento. Tal liberación no puede ser alcanzada con el simple entrenamiento en el enfoque y la concentración, sino que requiere el desarrollo de otras cualidades asociadas a la atención plena. En la tradición budista, estas cualidades son:

1. *Samatha,* concentración. La concentración puede ser definida como la persistencia del enfoque en un objeto dado. Esta es la cualidad básica que todo meditador debe desarrollar inicialmente y mantener a lo largo de toda su vida. La ecuanimidad es la cualidad asociada a la práctica de *samatha,* el aquietamiento mental, su fruto. Sin concentración estable y ecuánime no puede darse una observación profunda.

2. *Vipassana,* observación profunda. Los estados de concentración son la base imprescindible sobre la que se desarrolla la cualidad de la observación. Esta observación no es la observación convencional. En esta última persiste la dualidad sujeto-observador/objeto-observado. En *vipassana,* esta dualidad desaparece. Lo que caracteriza el estado de *vipassana* es la superación de la dualidad sujeto-objeto.

3. *Vitakka,* indagación u observación persistente. La indagación hace que la concentración y la observación se vuelvan cada vez más profundas, hasta el punto de permitirnos ver las causas reales, y hasta entonces ocultas, del dolor y el sufrimiento. *Vitakka* implica no quedarse simplemente en los síntomas ni en su disolución superficial, sino penetrar profundamente en las raíces.

4. *Viçara,* evaluación o discernimiento. En todo el proceso de entrenamiento necesitamos evaluar la exactitud de la práctica y sus frutos. Por ejemplo, «¿es apropiado el propósito con el que practico?». O: «¿en este momento, me encuentro en un estado de atención plena o no?».

5. *Vivekajam*, diferenciación cognitiva y desidentificación emocional del objeto. Para poder observar con ecuanimidad un objeto dado, la conciencia necesita diferenciarse cognitivamente y desidentificarse emocionalmente de él.

6. *Attapa*, esfuerzo continuado. No basta con practicar estas cualidades un día o dos, o solo un rato durante nuestra meditación, sino que necesitamos mantener un esfuerzo sostenible y continuado, día tras día, durante toda la vida, para que se produzca la siguiente cualidad.

7. *Sampajanna*, la conciencia clara o la plena conciencia. Esta conciencia plena del objeto es el resultado y el fruto maduro del cultivo de la atención plena correcta junto a la totalidad de las seis cualidades anteriormente nombradas.

Es la cualidad de *sampajanna*, este estado de conciencia plenamente despierto, el que al final conduce a la experiencia de *pitisukha*, la felicidad-gozo sensorial y suprasensorial, es decir, a la liberación del dolor y el sufrimiento.

ATENCIÓN PLENA CORRECTA
samma sati
cualidades mentales asociadas

CONCENTRACIÓN
samatha

INDAGACIÓN
vitakka

OBSERVACIÓN
vipassana

EVALUACIÓN APRECIATIVA
viçara

ESFUERZO CONTINUADO
attapa

DESIDENTIFICACIÓN
DEL OBJETO
vivekajam

CONCIENCIA PLENA
sampajanna

GOZO-FELICIDAD
pitisukha

BIEN VIVIR
sila

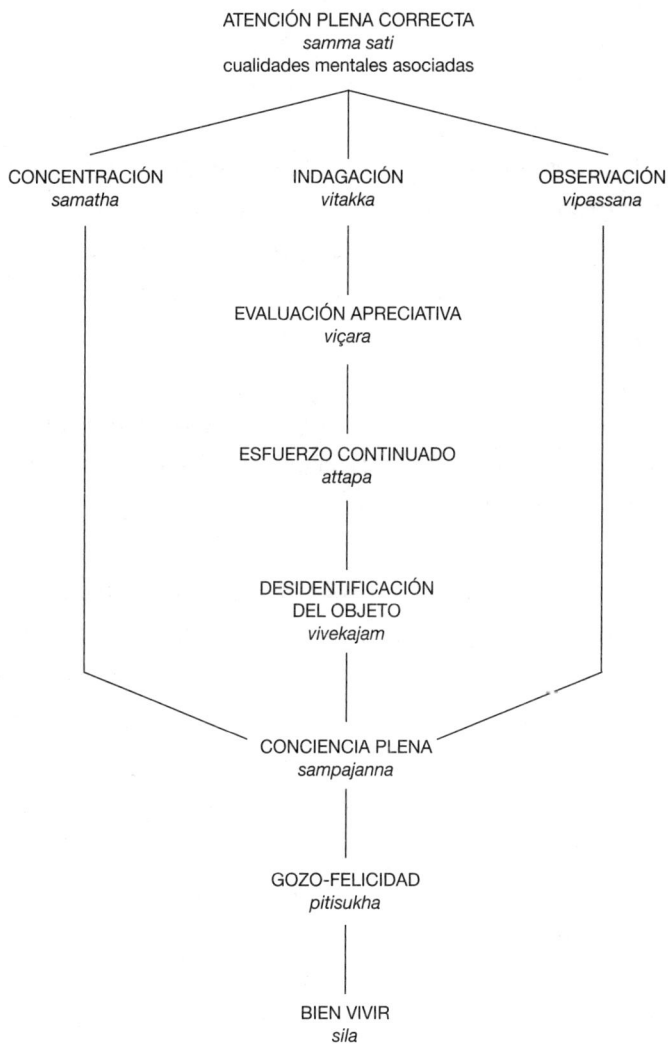

Cualidades asociadas a la atención plena correcta.

4. Las prácticas coadyuvantes

En el *Sutra de Benarés* leemos también:

> «¿Cuál, oh monjes, es el camino medio que el *Tathagata* ha
> penetrado que genera visión, entendimiento, que conduce a la
> paz, a la sabiduría, al despertar y a la liberación del sufrimien-
> to? Simplemente este: visión correcta, intención correcta, pala-
> bra correcta, acción correcta, medio de vida correcto, esfuerzo
> correcto, atención plena correcta, meditación correcta.
>
> Este es el camino medio que el *Tathagata* ha penetrado y que
> genera la visión, que genera entendimiento, que conduce a la
> paz, a la sabiduría, al despertar y a la liberación del sufrimiento».

Hemos visto que, en la tradición budista, hay una atención
plena correcta (*samma-sati*) y una atención plena incorrecta
(*miccha-sati*). Atención plena correcta es aquella que es desarrollada simultáneamente con las demás prácticas coadyuvantes. Estas prácticas coadyuvantes constituyen un elemento
fundamental del marco ético y cognitivo en el que la atención
plena se convierte en atención plena correcta.

La visión correcta es la visión del propósito. Si el propósito
ha sido formulado como «la liberación del dolor y del sufrimiento en todas sus formas y manifestaciones, en uno mismo y en los
demás», no sería correcta la visión de la atención plena como
un medio para alcanzar un simple bienestar personal, y mucho
menos para deleitarse en estados hedonistas. La visión correcta

incluye, por otra parte, la conciencia de la interdependencia, es decir, de la red intrincada de causas y efectos y de relaciones que subyace a cualquier estado. Por ejemplo, la causa del estrés que sufre un empleado en el desempeño de su labor no se debe solo a su incapacidad de afrontar y resolver los desafíos laborales, sino también a las circunstancias y a las condiciones laborales, familiares, sociales, económicas y políticas. La causa principal del estrés de un empleado explotado no se encuentra en su incapacidad, sino en la explotación laboral misma.

La intención correcta es aquella que es dirigida por el propósito, a saber: «la liberación del dolor y del sufrimiento en todas sus formas y manifestaciones, en uno mismo y en los demás». ¿Con qué intención queremos practicar la atención plena? ¿Con qué propósito queremos convertirnos en instructores o monitores de atención plena? ¿Con qué intención impartimos cursos de mindfulness? No sería correcto hacerlo con la intención de convertirnos en alguien importante y reconocido socialmente. No sería correcto hacerlo para ganar dinero. Esto no quiere decir que los instructores o monitores que enseñan atención plena no deban recibir una compensación por su tiempo, entrega y esfuerzo, sino que su intención principal no debe ser esa.

La palabra correcta es aquella que expresa a nivel verbal el propósito, es aquella que es usada con atención plena en la intención con la que decimos algo, en la forma de decirlo y en sus efectos.

La acción correcta se refiere a la acción del cuerpo que es guiada por el propósito. ¿Cómo usamos el cuerpo? ¿Qué sentimos en el cuerpo? El desarrollo de la conciencia corporal, de las acciones y de los movimientos del cuerpo forma parte del cultivo de la atención plena correcta. De hecho, el cuerpo es el primero de los soportes usados para el cultivo de la atención plena, como veremos más adelante.

El medio de vida correcto es aquel que es acorde con el propósito. El modo de vida correcto se refiere a la forma en que nos ganamos el sustento, al uso de los recursos naturales que necesitamos para vivir. Se refiere a la forma en que conseguimos el poder adquisitivo que usamos después para satisfacer nuestras necesidades. Y se refiere al uso que hacemos de ese poder adquisitivo. En definitiva, se refiere a lo que producimos y a lo que consumimos, tanto en calidad como en cantidad. Es imposible que nuestra práctica de atención plena pueda alcanzar su propósito si nuestra forma de ganarnos el sustento es dañina para nosotros mismos, para los demás y para el medio natural. Aunque practiquemos mucha meditación mindfulness, no evitaremos el daño que nos hacemos a nosotros mismos, a los demás y a la naturaleza. De igual manera, es imposible que nuestra práctica alcance su propósito si ejercemos un consumo irresponsable y caprichoso de los recursos naturales. Es esencial enfocar nuestra atención en el medio de vida que seguimos. Prestar atención al modo de vida correcto implica reconducirlo hasta ponerlo completamente al servicio del propósito.

El esfuerzo correcto. La atención plena es un entrenamiento, una práctica que requiere un esfuerzo correcto, en el sentido de sostenido, perseverante. Ni demasiado esfuerzo ni ausencia de esfuerzo. No basta con hacer un curso de fin de semana. No basta con titularse como «instructor» o «monitor» y dejar de practicar. No basta con enseñar a los demás lo que uno mismo no practica. Si hemos asumido el propósito de cultivar la atención plena para «la liberación del dolor y del sufrimiento en todas sus formas y manifestaciones, en uno mismo y en los demás», el esfuerzo sostenido no tiene fin. La atención plena es una práctica de por vida.

La atención plena correcta es aquella que es guiada por la visión correcta, motivada por la intención correcta, que se manifiesta en la palabra correcta, que se traduce en acción corporal correcta, que da lugar a un medio de vida correcto, que es practicada con esfuerzo correcto y que conduce al aquietamiento mental o meditación correcta. Cuando la atención plena es ejercitada de esta forma, estamos practicando realmente la atención plena correcta.

La meditación correcta es la capacidad de mantenernos en una actitud de observación ecuánime, de calma, de desidentificación al mismo tiempo que de empatía con aquello que estamos experimentando, ya sea sentados inmóviles, ya sea en el fragor de la vida cotidiana. Cuando la meditación reúne las cualidades mentales de las que hemos hablado y es practicada con el propósito correcto, entonces podemos hablar de meditación correcta.

La atención plena correcta es aquella que es aplicada a cada una de estas prácticas coadyuvantes con el fin de irlas depurando de elementos incorrectos, es decir, de elementos que no corresponden al propósito y a los objetivos establecidos. Si el propósito general ha sido definido como «alcanzar el bienestar y la felicidad de uno mismo y de todos los seres vivientes», todo aquello que no trabaje en pos de ese fin debe ser considerado incorrecto o inapropiado.

La práctica de la atención plena correcta consiste, pues, en aplicar la atención plena a la visión que tenemos de nosotros mismos y de la realidad, a la intención con la que hacemos las cosas, a las palabras que pronunciamos, a la acción corporal concreta, a la forma en que ganamos nuestro sustento, al esfuerzo que ejercemos y a la calidad de la meditación que practicamos.

La atención plena correcta es, por consiguiente, un entrenamiento mental cuyo desarrollo requiere el entrenamiento en las demás prácticas coadyuvantes.

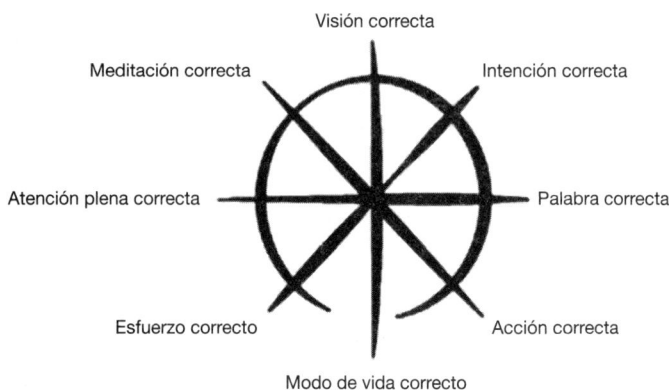

Las prácticas coadyuvantes de la atención plena correcta.

En resumen, la atención plena correcta (*samma sati*) implica el desarrollo de la conciencia del propósito, el desarrollo de la comprensión de lo que es y no es atención plena correcta, el desarrollo de las cualidades asociadas y el desarrollo de las prácticas coadyuvantes. Todo ello conduce, finalmente, a un estado de conciencia plena que nos permite ser conscientes de nuestro malestar y del de los demás, en cualquiera de sus formas y causas, nos abre caminos para superarlo y nos facilita un estado de gozo-felicidad cada vez más estable. Todo lo cual se traduce en una buena forma de vivir.

Enfoque sintomático versus enfoque sistémico

Para la tradición budista, las raíces de *dukkha* son profundas y complejas, y sus síntomas diversos e igualmente complejos. El estrés, toda forma de dolor, de rumiación mental, de sufrimiento, la depresión, etcétera, son algunos de ellos.

Los síntomas son manifestaciones sensibles de causas muchas veces invisibles. Las causas pueden ser clasificadas en dos grupos, según su procedencia: a) internas, y b) externas (entorno sociocultural y medioambiental, y circunstancias).

Por otra parte, las causas se encuentran en estratos de distintos niveles de profundidad en el inconsciente del individuo o en el inconsciente colectivo. La atención plena correcta es aquella que no se conforma con la erradicación de las causas superficiales, sino que en sinergia con *vipassana*, observación profunda, y *vitakka*, indagación persistente, penetra cada vez más hasta conducir a una conciencia clara (*sampajanna*), o conocimiento, de las causas más profundas.

Desde la visión budista, las causas y los efectos tienen lugar y constituyen un sistema complejo cuya ley fundamental es la interdependencia, es decir, que todos están conectados con todos. Para la tradición budista, las tres causas-raíces de *dukkha* son:

1. La avaricia, el deseo de posesión, el aferramiento, el apego.
2. El odio, el rechazo irracional, la aversión.
3. La ignorancia (ausencia de visión clara de la realidad).

Estas tres raíces se dan tanto a nivel individual como a nivel colectivo. La atención plena correcta es una herramienta para despertar y liberar a las personas y a las organizaciones de estas tres raíces malsanas. Por ello, debemos ser muy cuidadosos y estar muy atentos para que la atención plena no se convierta en una serie de técnicas banales que terminen reforzando esas raíces malsanas.

¿Hay que ser budista para practicar la atención plena correcta?

La práctica de la atención plena puede ser descontextualizada de un marco de creencias y prácticas religiosas populares o étnicas budistas, como hemos visto, pero su eficacia y su campo de acción se ven muy mermados y limitados cuando es separada del contexto ético-cognitivo en el que fue enseñada. Por lo tanto, tenemos que diferenciar: 1) el marco de creencias y prácticas religiosas populares y étnicas asociadas al budismo, del 2) contexto ético-cognitivo en el que la atención plena fue enseñada por el Buddha.

Es loable y necesario separar la práctica de la atención plena del primero, con el fin de que los beneficios de su práctica puedan ser compartidos por muchos tipos de personas independientemente de su credo religioso o de su ausencia de credo. Pero es iluso creer que puede ser separada del segundo, sin que su potencialidad se vea reducida, limitada y distorsionada.

En el MBTB enseñamos la práctica de la atención plena en el marco ético-cognitivo en el que fue enseñada por el Buddha, pero hemos depurado el entrenamiento de cualquier forma religiosa asociada al budismo. Aunque el contexto ético-cognitivo de la atención plena (*sati*) viene dado por las Cuatro Nobles Verdades y el Noble Sendero Óctuple, estos no son dogmas de fe que haya que asumir ciegamente, sino fuente de inspiración y de sabiduría, un patrimonio experiencial, acumulado de generación en generación, que puede ser asumido como hipótesis de trabajo y contrastado en todo momento con nuestra propia experiencia.

No es necesario ser budista para practicar la atención plena correcta. Ni siquiera el Buddha Shakyamuni era budista. Lo único que es necesario es practicar la atención plena correcta.

3. ¿Qué es el MBTB?

El *mindfulness basado en la tradición budista* es un entrenamiento en atención plena accesible a cualquier persona que tenga la motivación suficiente para asumir su aprendizaje, su práctica y su integración en la vida cotidiana. Como su nombre indica, está basado en las enseñanzas budistas sobre la atención plena. El MBTB ofrece un entrenamiento corporal, sensorial, emocional y mental que permite a cada ser humano descubrir y cultivar una calidad de atención amplia, tranquila y benevolente, en la vida cotidiana, familiar, profesional, social y ciudadana. No se trata de un sistema terapéutico, ni va destinado a curar enfermedades corporales o mentales, aunque la práctica regular de la atención plena es un factor fundamental en el proceso de sanación de cualquier tipo de desequilibrio. En la práctica del MBTB no se tienen en cuenta la edad, el género, el sexo, las creencias o ausencia de ellas, la nacionalidad, la etnia o la clase social. La práctica de la meditación sedente no requiere la postura del loto ni la del medio loto y puede ser realizada en un banco de meditación o en una silla o incluso recostado.

Adaptada a las condiciones de nuestra época, esta metodología ofrece una solución pragmática a la agitación, al malestar y al desarrollo espiritual de las personas. Aunque se trata de un acercamiento aconfesional y laico, el MBTB forma un puente entre las ciencias modernas y las tradiciones contemplativas, especialmente con la tradición budista. El acercamiento del MBTB es no confesional y científico. Su método natural y laico permite que cada uno conecte con su naturaleza profunda, en un estado de apertura y de amabilidad hacia uno mismo y hacia los demás.

Características del MBTB

El MBTB no es una técnica milagrosa curalotodo, sino un entrenamiento a un modo de vida más consciente, basado en la cualidad innata de atención plena que todos tenemos. Esto hace que la vida sea más armoniosa, sana y gozosa. La actitud ética y la compasión están presentes como valores fundamentales. No se trata solo de nuestro sufrimiento personal, sino también del sufrimiento de todos los seres vivos. El MBTB desarrolla la empatía, la amabilidad, alivia el estrés y el sufrimiento y facilita la relación con los demás y con el mundo.

La transmisión del entrenamiento en atención plena tiene lugar de un modo no comercial, siguiendo un modelo económico cooperativo y solidario, fundado en la generosidad consciente.

En resumen, las tres principales características del MBTB son:

1. Es integral. Incluye todos los elementos transmitidos por la tradición budista, tanto los técnicos como los éticos, aunque sin elementos doctrinales. En la metodología MBTB, la práctica de la atención plena necesita la clarificación previa del propósito y de los objetivos, la conciencia clara de la naturaleza de la práctica, el cultivo de las cualidades mentales asociadas y la presencia insoslayable de las prácticas coadyuvantes, sin lo cual sus efectos quedan mermados y reducidos a un simple bienestar pasajero.

2. Es aconfesional. La metodología MBTB es laica, aconfesional y científica. A lo largo de sus formaciones y sesiones de práctica no se transmiten ni se emplean símbolos ni rituales religiosos.

3. Seguimos un modelo económico basado en la solidaridad y la generosidad en el intercambio. Los cursos de formación, las sesiones semanales y los retiros intensivos no tienen precio. Se pide a los participantes una cantidad mínima necesaria para cubrir los costes y se deja a su generosidad y solidaridad la entrega de una donación libre y anónima, nunca fija, para los instructores y monitores. El criterio económico no es decisivo para la participación de aquellos que sinceramente lo deseen.

Ámbitos de la práctica MBTB

La práctica del MBTB se da en dos ámbitos: la meditación sentada y la vida cotidiana.

La meditación sentada es un eje fundamental. Enseñamos la necesidad de una práctica meditativa regular, diaria a ser posible, ya que la meditación sentada es el laboratorio imprescindible donde se produce el giro crucial de la atención hacia la propia experiencia interna. Durante la meditación sentada, la atención se interioriza y se establece en la mirada interna. Uno se vuelve íntimo consigo mismo y desarrolla una conciencia cada vez más clara y profunda de la propia existencia.

La vida cotidiana es el espacio y el tiempo en los que podemos desplegar los logros que surgen naturalmente de la práctica meditativa. En el MBTB hemos desarrollado ejercicios para mantener y consolidar la atención plena en todo lo que hacemos a lo largo de cualquier jornada cotidiana.

¿Cómo continuar en el estado meditativo durante la vida cotidiana? Desde luego, en primer lugar, practicando la meditación sentada. Sin práctica de la meditación sentada es imposible desarrollar una atención estable y lúcida en la vida cotidiana. La práctica de la meditación sentada es como un armario en el que se han depositado unas bolsas aromáticas de lavanda. El cuerpo y la mente son como la ropa que depositamos en el armario. Por el simple hecho de permanecer ahí, la ropa se impregna del aroma. Cuando la vestimos y salimos a la calle, el aroma nos acompaña allá donde vayamos. Es posible que con el paso del tiempo pierda intensidad, pero si la depositamos de nuevo en el armario, volverá a impregnarse del perfume de lavanda.

La integración de la práctica en el cuerpo

La práctica con el cuerpo está siempre presente en las formaciones MBTB. Las sesiones de aprendizaje alternan sesiones teóricas, con explicaciones cortas y concretas, tiempos de práctica meditativa, ejercicios corporales, meditaciones guiadas y ejercicios de relajación y de alertas sensoriales, emocionales y mentales.

Cada módulo comienza y termina con una recogida grupal de la experiencia vivida previamente. El hecho de estar estructurado por etapas hace que el alumno pueda entrar progresivamente en la experiencia corporal, en la conciencia de la respiración, en la experiencia sensorial, emocional y cognitiva, al mismo tiempo que aprende a desarrollar un estado de apertura lúcida y serena, de aceptación, confianza y no dispersión.

La metodología en su conjunto favorece que cada uno pueda ir descubriendo, aprendiendo, practicando e integrando la atención plena y sus ejercicios en la vida cotidiana, a nivel personal, familiar, profesional y social.

Práctica monitorizada y tutorizada

Metodológicamente, el MBTB se basa en 1) clases de enseñanza; 2) manuales prácticos; 3) monitorización, y 4) tutorización.

1. Clases de enseñanza. Los contenidos son transmitidos en clases presenciales impartidas por monitores o instructores certificados por la escuela de Atención Plena. (Véanse en el apéndice 2 las distintas formas de cursos y formaciones).
2. Los alumnos de los cursos reciben manuales de práctica donde se detallan las tareas correspondientes a cada etapa.
3. Los alumnos utilizan una plataforma de *e-learning* donde registran su práctica diaria y llevan un diario cuantitativo y cualitativo que es monitorizado por el monitor o el instructor.
4. Los alumnos cuentan en todo momento con el apoyo *on line* y la tutorización de un monitor o instructor.

Las clases presenciales se combinan con la práctica individual monitorizada y tutorizada por el monitor o instructor responsable del curso. Esta monitorización y tutorización es posible gracias al uso de las nuevas tecnologías que permiten crear comunidades virtuales y hacer un seguimiento real y pormenorizado. Los alumnos cuentan además con una aplicación propia para móviles y tabletas, que la Escuela de Atención Plena ha creado en asociación con el departamento EduQTech de la Universidad de Zaragoza, dentro de un proyecto de I+D+i.

Esta app permite que los alumnos registren su evolución en la práctica y que esta pueda ser monitorizada y tutorizada.

Con el fin de que el alumno pueda entrar plenamente en la experiencia del estado de atención plena, la pedagogía del MBTB pone el acento en la incorporación de la práctica a través de un ritmo de aprendizaje progresivo y dinámico, rico en intercambios personales. Utilizamos métodos de enseñanza que favorecen la integración. Los alumnos aprenden a sentir el cuerpo, la respiración, las sensaciones, las emociones y los pensamientos, instante tras instante, de forma que la metodología MBTB les va permitiendo a cada uno ampliar el campo de la conciencia y ser cada vez más lúcidos.

Las tres dimensiones en el entrenamiento MBTB

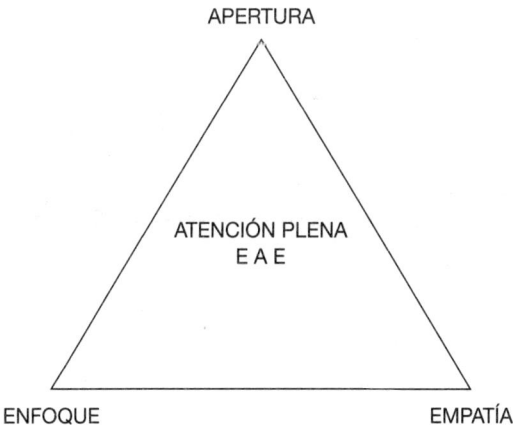

Las tres dimensiones de la atención plena correcta.

Estas tres dimensiones son: 1) atención enfocada; 2) atención abierta, y 3) atención empática. Aunque estas tres dimensiones sean simultáneas y concomitantes, una de ellas puede ser más evidente y dominante en una fase dada del entrenamiento.

1. La práctica inicial consiste en cultivar intencionalmente la atención enfocada, usando los cuatro soportes de la atención: cuerpo-respiración, sensaciones, estados emocionales y formaciones mentales.

2. Durante la fase de entrenamiento de la atención abierta, la atención se abre a la totalidad del campo de experiencia generando una conciencia abierta y global.

3. La atención abierta, que incluye y unifica el sí mismo y los demás, conduce naturalmente a un estado de atención empática del que brota espontáneamente la compasión y el altruismo.

En la práctica, estas tres dimensiones son descubiertas y cultivadas sucesivamente, comenzando por la atención enfocada, seguida de la atención abierta y, a continuación, la atención empática. Cuando las tres dimensiones son desarrolladas de forma simultánea y concomitante conducen al estado de conciencia clara, conciencia plena, plena presencia.

La práctica de la atención plena enseñada en el MBTB consiste, pues, en cultivar una atención enfocada, abierta, empática y compasiva, en todas las situaciones y en todos los momentos de nuestra vida.

4. Los soportes
de la atención plena

Los soportes en el *Satipatthana sutta*

En el *Satipatthana sutta* y en el *Maha Satipatthana sutta* se encuentran las instrucciones dadas por el Buddha para el cultivo de la atención plena. Ambos presentan la práctica apoyada en cuatro soportes o fundamentos:

1. Atención plena al cuerpo-respiración (*kayanupassana*, en pali).
2. Atención plena a las sensaciones (*vedananupassana*, en pali).
3. Atención plena a los estados mentales (*cittanupassana*, en pali).
4. Atención plena a las formaciones mentales (*dhammanupassana*, en pali).

El *Anapanasati sutta* expone, por su parte, la manera de mantener la atención plena usando el soporte de la respiración.

El tercer soporte –estados mentales– no se refiere solo a los pensamientos o construcciones mentales, sino que incluye los estados emocionales ya que, en la tradición budista, no se establece diferencia entre las emociones y las construcciones mentales.

El cuarto soporte, formaciones mentales, no se refiere solo a las construcciones mentales, sino a todo lo que aparece en el campo de conciencia, es decir, a la atención plena abierta a la totalidad del campo.

Los soportes en el MBTB

Basándonos en las enseñanzas tradicionales, en el MBTB hemos simplificado la presentación de los cuatro soportes adaptándolos a las necesidades actuales, de forma que cualquier persona pueda asumirlos y ejercitarlos.

Los cinco soportes en el MBTB son:

1. El cuerpo-respiración.
2. Las sensaciones.
3. Los estados emocionales.
4. Las construcciones mentales.
5. La totalidad del campo de conciencia.

Los cuatro primeros son ejercitados progresivamente aplicando la modalidad de atención enfocada. El quinto es ejercitado como colofón del entrenamiento, aplicando las modalidades de atención abierta y atención empática.

1. Primer soporte: el cuerpo-respiración

Atención plena al cuerpo

No es casual que el entrenamiento en atención plena comience usando el cuerpo como soporte. El cuerpo siempre está en el presente. No importa dónde esté la mente –en el pasado o en el futuro–, el cuerpo siempre está aquí y ahora. Por lo tanto, el enraizamiento de la conciencia en el cuerpo es lo que nos ancla en el verdadero aquí y ahora, en el presente continuo. Por eso es tan importante la práctica de la atención plena en el cuerpo, y por eso es el primer soporte que usamos para desarrollarla.

En la época moderna, en general, y particularmente cuando se ha recibido una educación basada en la acumulación de conceptos y en abstracciones intelectuales, dando predominio al pensamiento sobre la experiencia corporal, la tendencia es que la atención se encuentre atrapada de forma automática en el pensamiento discursivo. Desde niños nos han enseñado a permanecer horas y horas sentados en pupitres incómodos y antiergonómicos, y nos han adiestrado a enfocar la atención en la comprensión intelectual y en la asimilación de los conceptos e ideas que los profesores nos iban enseñando. De esta forma hemos adoptado el hábito de prescindir del cuerpo, olvidándolo e incluso negándolo.

En esta sociedad de la información, nuestra atención está casi siempre ocupada en los datos que recibimos a través de todo tipo de terminales electrónicos, hasta el punto de disociarnos de la realidad del cuerpo y sus necesidades básicas. Los diez mil estímulos atraen continuamente nuestra atención hacia un universo virtual y abstracto, generando un estado de dispersión mental, de distracción, al mismo tiempo que una sobrestimulación mental y emocional, que tarde o temprano conduce a la ansiedad, a la angustia y a diversos grados de estrés. Por ello, lo más urgente es anclar la atención en la dimensión más concreta y sólida de nuestra experiencia, que es la realidad del cuerpo. Centrar la atención sobre el cuerpo es el mejor antídoto para liberarla del rapto al que la somete la actividad mental e intelectual.

El cuerpo humano se encuentra habitualmente en una de estas cuatro posiciones:

1. De pie (o ponerse de pie).
2. Sentado (o sentarse).
3. Caminando.
4. Acostado.

Hay otras muchas posturas intermedias que podemos adoptar, pero todas ellas están asociadas a una de estas cuatro fundamentales.

Al mismo tiempo, el cuerpo es un conjunto constituido por elementos: la cabeza, el tronco, las extremidades, hombro izquierdo, hombro derecho, brazo izquierdo, brazo derecho, antebrazo izquierdo, antebrazo derecho, mano izquierda, mano derecha, dedos de la mano izquierda, dedos de la mano derecha, glúteo izquierdo, glúteo derecho, muslo izquierdo, muslo derecho, pierna izquierda, pierna derecha, tobillo izquierdo, tobillo derecho, pie izquierdo, pie derecho, dedos del pie izquierdo, dedos del pie derecho, etcétera.

Práctica

¿En qué consiste la práctica de la atención plena en el cuerpo? En dirigir la atención a la postura y al estado de los elementos que constituyen el cuerpo en este preciso momento, momento tras momento. Por ejemplo: ¿cómo es la postura en la que te encuentras ahora que estás leyendo estas palabras? Es probable que estés sentado, o tal vez recostada. Te pido que detengas la lectura durante unos minutos y dirijas tu atención a la postura del cuerpo. Toma conciencia de ella desde la cima de la cabeza hasta la punta de los pies, siguiendo un recorrido que incluya los elementos más importantes ...

¿Lo has hecho? ¿Cómo te sientes ahora? ¿Te has dado cuenta de algo en particular? ¿Has cambiado de postura o has relajado tus piernas o tu espalda porque te has dado cuenta de que estaban tensas?

Prestar atención al cuerpo quiere decir que cuando estás de pie eres perfectamente consciente de que estás de pie, perfectamente consciente de cómo te estás sintiendo de pie, de la posición de la pierna izquierda, de la derecha, de la cadera, de los brazos, etcétera. A esto se le llama ser consciente de estar de pie.

Prestar atención al cuerpo quiere decir que cuando caminas eres perfectamente consciente de que estás caminando, perfectamente consciente de cómo avanzas la pierna derecha y el brazo izquierdo, consciente de la sensación del pie tocando el suelo, impulsándose desde el suelo. Consciente del movimiento de los brazos y de la posición de la cabeza. A esto se le llama ser consciente de estar caminando.

Prestar atención al cuerpo quiere decir que cuando estás sentado eres perfectamente consciente de que estás sentado, perfectamente consciente de cómo te estás sintiendo en la posición sedente, consciente de la posición de la pierna izquierda, de la derecha, de la cadera, del tronco, de los brazos, etcétera. A esto se le llama ser consciente de estar sentado.

Prestar atención al cuerpo quiere decir que cuando estás acostado eres perfectamente consciente de que estás acostado, perfectamente consciente de cómo te estás sintiendo en la posición recostada, consciente de la posición de la pierna izquierda, de la derecha, de la cadera, del tronco, de los brazos, etcétera. A esto se le llama ser consciente de estar acostado.

Y lo mismo con las posturas intermedias de ponerse de pie, sentarse, recostarse, o levantarse después de estar sentado o recostado. Lo mismo con respecto a cualquier otra postura que pueda adoptar tu cuerpo, incluidas las posturas del *Kama Sutra*.

Si te decides a iniciar la práctica de prestar atención a tu cuerpo, es probable que encuentres ciertas resistencias, o que incluso lo consideres una pérdida de tiempo o una idiotez. «¿Cómo voy a perder el tiempo prestando atención al cuerpo con la cantidad de cosas en las que tengo que pensar?».

En las sociedades occidentales tendemos a identificarnos con lo que pensamos más que con lo que sentimos corporalmente. El cuerpo es nuestro gran inconsciente; por ello nos resulta más cómodo estar abstraídos en los pensamientos. La actividad mental refuerza nuestro sentido de identidad, aunque de forma ilusoria. El hecho de dejar de lado los pensamientos y enfocar la atención en el cuerpo puede producir inicialmente una crisis de identidad y un cierto desasosiego. Tenemos la sensación de que, si dejamos de pensar en lo que somos, vamos a dejar de ser lo que somos. Al mismo tiempo, este pensamiento obsesivo nos inquieta y desasosiega.

Es fundamental que volvamos a tomar conciencia de que somos cuerpo. Necesitamos enraizar la conciencia de ser en el cuerpo y vivir conscientemente a partir de él.

Ahora bien, ¿qué es el cuerpo? Tu cuerpo real no es la imagen mental que tienes de tu cuerpo. Esto te puede resultar sorprendente. ¿Hay alguna diferencia entre la imagen mental del cuerpo y el cuerpo real? Atrévete a descubrirlo por ti mismo.

Puedes hacer el ejercicio del espejo precioso:

Práctica

Sitúate desnudo frente a un espejo que refleje tu cuerpo completo. Observa tu cuerpo despacio, desde la cima de la cabeza hasta los pies, deteniéndote en cada elemento. Al mismo tiempo observa y toma conciencia de tus pensamientos y de las emociones asociadas a lo que estás viendo. Eso que piensas y las emociones asociadas forman parte de «la imagen mental de tu cuerpo».

Ahora cierra los ojos y haz el mismo recorrido con tu atención, desde la cima de la cabeza hasta los pies, observando y tomando conciencia de lo que sientes realmente en cada parte del cuerpo y en su totalidad. Eso que estás sintiendo es tu cuerpo real.

El espejo precioso no es el espejo físico en el que has visto reflejada la forma de tu cuerpo; es el espejo de tu conciencia que te permite darte cuenta de lo que realmente estás sintiendo en tu cuerpo real.

La imagen mental que cada uno tiene de su propio cuerpo ha sido construida no solo basándose en la información que llega al cerebro directamente desde el cuerpo, sino también basándose en los prejuicios, en los «me gusta», «no me gusta», en los «qué dirán» y en muchos condicionamientos a los que hemos estado sometidos desde la infancia. Son estos condicionamientos los que moldean la imagen mental que tenemos de nuestro propio cuerpo, mientras que el cuerpo real está ahí sin ser visto ni percibido, sin ser incorporado a la experiencia. Por eso es tan importante enraizar la atención en el cuerpo real, para que la inevitable imagen mental del cuerpo que vamos a construir sea una imagen lo más cercana y verdadera posible.

La plena conciencia de ser incluye la conciencia corporal. La práctica de la atención plena es una práctica corporal, no un simple ejercicio mental. El cuerpo es un objeto sólido, denso, que se desplaza por el espacio y mantiene una relación con otros elementos sólidos: con otros cuerpos, escalones, herramientas, sillas, mesas... Cuando se vive en un estado de atolondramiento, uno va tropezando con todo. Trastabillamos, chocamos, nos golpeamos, nos herimos, porque el movimiento del cuerpo no está armonizado con el espacio y con los objetos que lo ocupan. Esto es debido a la falta de conciencia corporal. Muchas veces, nuestra imagen mental del cuerpo no se corresponde con el cuerpo real, se desconecta del cuerpo real y, por lo tanto, de la realidad física, del espacio, de los objetos.

Como en el caso de los demás soportes, el cultivo de la atención plena sobre el cuerpo se ejercita en dos ámbitos: el de la meditación sedente y el de la vida cotidiana.

Atención plena al cuerpo en meditación sentada

Puedes practicar la meditación sentada en el suelo, sentado sobre un cojín de meditación con las piernas dobladas, las rodillas apoyadas en el suelo y las nalgas en el cojín, y también puedes hacerlo sentado en una silla o en un banquito de meditación. Si te sientas en una silla, te recomiendo que no apoyes la espalda en el respaldo, aunque, si no puedes hacerlo así, hazlo como puedas. Lleva tu atención a la postura corporal: procura que la espalda esté lo más erguida posible, los hombros relajados, la cabeza equilibrada sobre los hombros de manera que no se incline hacia delante ni hacia atrás, ni a la izquierda ni a la derecha. Asegúrate de que tus nalgas están bien asentadas en el cojín o en el asiento. Si estás en una silla, mira que las plantas de tus pies estén en contacto con el suelo. Los brazos están relajados y caen a lo largo del cuerpo, ni demasiado pegados al cuerpo ni demasiado separados. Puedes colocar las manos sobre las rodillas, sobre los muslos o sobre el regazo. La boca debe estar cerrada, las mandíbulas en contacto, sin tensión. La lengua está quieta y en contacto con el nacimiento de la encía superior. Mirada relajada. Los ojos deben permanecer entrecerrados. La mirada apoyada en el espacio frente a ti, inclinada en un ángulo de 45°.

En la postura de meditación procura mantenerte inmóvil todo el tiempo que dure el ejercicio. Toma conciencia de las tensiones innecesarias y relájalas suavemente durante la espiración.

Quédate así, sin más, observando y tomando conciencia de todo lo que surge del cuerpo.

Atención plena al cuerpo en la vida cotidiana

Consiste básicamente en mantener la atención anclada en el cuerpo, sea lo que sea que estés haciendo. Durante esta fase del entrenamiento tomamos el cuerpo como el objeto principal de la atención. Sea lo que sea que estemos haciendo, situamos el cuerpo en el primer plano de la atención. Y practicamos *shoken*.

Shoken es una expresión japonesa utilizada en el budismo Zen. Significa «observación luminosa», o «darse cuenta». Es como una ráfaga de conciencia que generamos regularmente para darnos cuenta de si estamos atentos al cuerpo o no. Si nos damos cuenta de que nuestra atención no está centrada en el cuerpo, practicamos *kakusoku*, es decir, redirigimos la atención al cuerpo y la anclamos en él; y así regularmente. Podemos usar el siguiente esquema como soporte:

Práctica

«Ahora que acabo de despertarme, tomo conciencia del cuerpo».

«Ahora que me estoy levantando, tomo conciencia del cuerpo».

«Ahora que estoy lavándome la cara, tomo conciencia del cuerpo».

«Ahora que estoy cepillándome el pelo o afeitándome, tomo conciencia del cuerpo».

«Ahora que estoy duchándome o bañándome, tomo conciencia del cuerpo».

«Ahora que estoy cepillándome los dientes, tomo conciencia del cuerpo».

«Ahora que estoy vistiéndome, tomo conciencia del cuerpo».

«Ahora que estoy preparándome el desayuno, tomo conciencia del cuerpo».

«Ahora que estoy desayunando, tomo conciencia del cuerpo».

«Ahora que estoy caminando hacia mi destino, tomo conciencia del cuerpo».

«Ahora que estoy conduciendo este coche, tomo conciencia del cuerpo».

«Ahora que voy en este transporte público, tomo conciencia del cuerpo».

«Ahora que estoy sentado, trabajando, tomo conciencia del cuerpo».

«Ahora que estoy de pie, trabajando, tomo conciencia del cuerpo».

«Ahora que estoy caminando, trabajando, tomo conciencia del cuerpo».

«Ahora que estoy en una reunión de trabajo, tomo conciencia del cuerpo».

«Ahora que estoy comprando, tomo conciencia del cuerpo».

«Ahora que estoy preparando la comida o la cena, tomo conciencia del cuerpo».

«Ahora que estoy comiendo o cenando, tomo conciencia del cuerpo».

«Ahora que estoy paseando sin rumbo, tomo conciencia del cuerpo».

«Ahora que estoy leyendo este libro, tomo conciencia del cuerpo».

«Ahora que estoy usando internet, tomo conciencia del cuerpo».

«Ahora que estoy en el cine o en el teatro, tomo conciencia del cuerpo».

«Ahora que estoy tomando una copa, de pie o sentado, tomo conciencia del cuerpo».

«Ahora que estoy viendo la televisión, tomo conciencia del cuerpo».

«Ahora que estoy duchándome o bañándome, tomo conciencia del cuerpo».

«Ahora que estoy aseándome, tomo conciencia del cuerpo».

«Ahora que estoy preparándome para dormir, tomo conciencia del cuerpo».

«Ahora que estoy entrando en la cama, tomo conciencia del cuerpo».

«Ahora que estoy a punto de cerrar los ojos, tomo conciencia del cuerpo».

Otra buena manera de tomar conciencia del cuerpo en la vida cotidiana consiste en hacer regularmente ejercicios de recorrido corporal.

Por ejemplo:

Práctica

Túmbate cómodamente, ajusta bien la ropa de la cama y tu propia ropa de forma que no te molesten.

Acomoda bien la cabeza en la almohada, déjala caer como si fuera pesada y toma conciencia del contacto de la nuca y el cuello con la almohada. Si sientes alguna tensión en alguna zona del recorrido, relájala durante la espiración.

Toma conciencia de las sensaciones que surgen de la zona del cuerpo que estés recorriendo con tu atención.

Lleva tu atención a la cima de la cabeza.

Lleva tu atención a la frente.

Lleva tu atención a los ojos y el entrecejo.

Lleva tu atención a la boca y a los músculos que la rodean.

Lleva tu atención a la mandíbula inferior y toma conciencia de las sensaciones.

Lleva tu atención al cuello.

Lleva tu atención al hombro izquierdo.

Lleva tu atención al brazo izquierdo.

Lleva tu atención al codo izquierdo.

Lleva tu atención al antebrazo izquierdo.

Lleva tu atención a la muñeca izquierda.

Lleva tu atención a la mano izquierda.

Lleva tu atención a cada dedo de la mano izquierda.

Lleva tu atención al hombro derecho.

Lleva tu atención al brazo derecho.

Lleva tu atención al codo derecho.

Lleva tu atención al antebrazo derecho.

Lleva tu atención a la muñeca derecha.

Lleva tu atención a la mano derecha.

Lleva tu atención a cada dedo de la mano derecha.

Lleva tu atención al pecho.

Lleva tu atención a la espalda.

Lleva tu atención al diafragma.

Lleva tu atención al abdomen.

Lleva tu atención a la zona lumbar.

Lleva tu atención a la cadera.

Lleva tu atención al muslo izquierdo.

Lleva tu atención a la rodilla izquierda.

Lleva tu atención a la pierna izquierda.

Lleva tu atención al tobillo izquierdo.

Lleva tu atención al pie izquierdo.
Lleva tu atención a cada dedo del pie izquierdo.
Lleva tu atención al muslo derecho.
Lleva tu atención a la rodilla derecha.
Lleva tu atención a la pierna derecha.
Lleva tu atención al tobillo derecho.
Lleva tu atención al pie derecho.
Lleva tu atención a cada dedo del pie derecho.
Pon tu atención en el interior de ambas piernas.
Ve subiendo la atención hasta llegar al sexo.
Lleva tu conciencia al pubis.
Lleva tu atención al abdomen.
Lleva tu atención al diafragma.
Lleva tu atención al pecho.
Lleva tu atención al cuello.
Lleva tu atención a la cara.
Relájate totalmente en una percepción global del cuerpo.

En el manual de práctica de la semana 1 del curso básico *on line* (véase capítulo 5) encontrarás instrucciones precisas para llevar a cabo la práctica de la atención plena sobre el cuerpo y sobre la respiración, tanto durante la meditación sentada como durante la vida cotidiana, así como los audios de las meditaciones y los recorridos corporales.

Atención plena al cuerpo respirando

El cuerpo no es una masa de carne inerte, sino un organismo vivo que late. La respiración es su latido principal, junto al del corazón. La respiración es vida. Dejar de respirar es la muerte.

Podemos pasar cuarenta días o más sin comer, podemos pasar muchos menos días sin beber, varios días sin dormir e incluso varias semanas sin mantener relaciones sexuales, pero no podemos pasar ni unos pocos minutos sin respirar.

El enfoque y concentración de la atención sobre la respiración es una práctica crucial en el proceso de la plena conciencia, la forma más eficaz de liberar la atención de la tiranía de la actividad mental y emocional y de enraizarla en el proceso metabólico más importante para el ser vivo que eres.

El cultivo de la atención plena sobre la respiración se ejercita en dos ámbitos: el de la meditación sedente inmóvil, y el de la vida cotidiana, en el que el cuerpo está en movimiento, o en reposo, siempre respirando.

Atención plena al cuerpo respirando en meditación sedente

La técnica más sencilla consiste simplemente en centrar la atención sobre el flujo respiratorio, sintiendo el cuerpo respirando.

Práctica

«Consciente de la respiración en todo el cuerpo, inspiro».
«Consciente de la respiración en todo el cuerpo, espiro».
«Permitiendo que el cuerpo se calme, inspiro».
«Permitiendo que el cuerpo se calme, espiro».

La atención es como un corcho que flota siguiendo el oleaje de la inspiración y de la espiración.

> **Práctica**
>
> «Atento/a inspiro y atento/a espiro».
> Al hacer una inspiración larga, sé: «Esta es una inspiración larga».
> Al surgir una espiración larga, sé: «Esta es una espiración larga».
> Al surgir una inspiración corta, sé: «Esta es una inspiración corta».
> Al surgir una espiración corta, sé: «Esta es una espiración corta».

La sencillez de este método puede ser una gran dificultad para aquellos con fuerte tendencia a la dispersión mental. En estos casos, se recomienda usar el método de contar respiraciones. Hay diversas maneras de contar respiraciones durante la meditación; la más simple consiste en marcar mentalmente el final de cada espiración con el número correspondiente, por ejemplo:

> **Práctica**
>
> «En este momento, tomo conciencia de la inspiración.
> En este momento, tomo conciencia de la espiración».
> Al final de la espiración, antes de que comience la inspiración, uno se dice mentalmente: «uno».
>
> «En este momento, tomo conciencia de la inspiración.
> En este momento, tomo conciencia de la espiración».
> Al final de la espiración, antes de que comience la inspiración, uno se dice mentalmente: «dos».

«En este momento, tomo conciencia de la inspiración.
En este momento, tomo conciencia de la espiración».
Al final de la espiración, antes de que comience la inspiración, uno se dice mentalmente: «tres».

«En este momento, tomo conciencia de la inspiración.
En este momento, tomo conciencia de la espiración».
Al final de la espiración, antes de que comience la inspiración, uno se dice mentalmente: «cuatro».

«En este momento, tomo conciencia de la inspiración.
En este momento, tomo conciencia de la espiración».
Al final de la espiración, antes de que comience la inspiración, uno se dice mentalmente: «cinco».

Y se comienza de nuevo con un ciclo de 5 respiraciones.

Dado que *sati* significa «recordar», este ejercicio nos ayuda a mantenernos en el «recuerdo» que ensarta la respiración presente con la anterior y la posterior.

Este otro método para permanecer atentos a la respiración llevando la cuenta es más complejo pero mucho más eficaz:

Práctica

Inspira y espira tranquilamente. Al final de la espiración dices mentalmente: «uno». Continúa así hasta contar cinco respiraciones completas. Al final de la quinta espiración dices: «cinco» y «uno». Es decir, agrupas cinco respiraciones en un ramillete al que llamas «uno».

Y comienza de nuevo, inspirando y espirando. Al final de la quinta espiración del segundo ciclo dices mentalmente: «cinco» y «dos».

Y continúa. Al final de la quinta espiración del tercer ciclo dices mentalmente: «cinco» y «tres».

Y continúa. Al final de la quinta espiración del cuarto ciclo dices mentalmente: «cinco» y «cuatro».

Y continúa. Al final de la quinta espiración del quinto ciclo dices mentalmente: «cinco» y «cinco» y «uno». Es decir, agrupas los cinco ramilletes
en un ramo al que llamas «uno».

Hasta aquí has permanecido atento a veinticinco respiraciones seguidas,
agrupadas en cinco ramilletes de cinco respiraciones cada una.

Repite este mismo proceso al menos cinco veces. La tarea consiste en
permanecer atento al menos a ciento veinticinco respiraciones seguidas
agrupadas en cinco ramos de cinco ramilletes cada uno, los cuales están
formados por cinco respiraciones conscientes.

En total, ciento veinticinco respiraciones conscientes sin interrupción.

Por lo general, esto te llevará entre veinte y treinta minutos, que es
un tiempo adecuado para una sesión de meditación.

Es fundamental que no confundas la práctica de prestar atención a la respiración con controlar la respiración. La respiración
no debe ser controlada ni forzada en ningún momento ni de
ninguna forma. Debes permitir que fluya con naturalidad, por
ella misma. No necesitas hacer ningún esfuerzo para respirar.
La respiración sucede más allá de tu voluntad personal y de tu
control consciente. Lo único que tienes que hacer es contemplar
la respiración, ayudándote con algunos de los métodos descri-
tos para fijar tu atención en ella. Eso es todo.

Sabrás que tu nivel de concentración es óptimo cuando seas
capaz de mantenerte perfectamente atento a la respiración durante
los veinte o treinta minutos que dure la sesión de meditación. Per-

fectamente atento quiere decir sin ningún instante de distracción. Tienes que practicar de esta forma durante todas las sesiones de meditación que necesites hasta estabilizar tu atención en todas ellas.

```
o o o o o - 1
o o o o o - 2
o o o o o - 3
o o o o o - 4
o o o o o - 5 - 1
```
(Veinticinco respiraciones conscientes)

```
o o o o o - 1
o o o o o - 2
o o o o o - 3
o o o o o - 4
o o o o o - 5 - 2
```
(Cincuenta respiraciones conscientes)

```
o o o o o - 1
o o o o o - 2
o o o o o - 3
o o o o o - 4
o o o o o - 5 - 3
```
(Setenta y cinco respiraciones conscientes)

```
o o o o o - 1
o o o o o - 2
o o o o o - 3
o o o o o - 4
o o o o o - 5 - 4
```
(Cien respiraciones conscientes)

```
o o o o o - 1
o o o o o - 2
o o o o o - 3
o o o o o - 4
o o o o o - 5 - 5
```
(Ciento veinticinco respiraciones conscientes)

Cada [o] corresponde a una respiración completa.

Método para contar respiraciones.

Atención plena al cuerpo respirando en la vida cotidiana

Es importante mantener la conciencia de la respiración durante la vida cotidiana también. Como se ha explicado previamente, consiste en mantener la atención anclada en el cuerpo respirando, sin importar lo que estés haciendo. Durante esta fase del entrenamiento tomamos el cuerpo respirando como el objeto principal de la atención. Sea lo que sea que estemos haciendo, situamos el cuerpo respirando en el primer plano de la atención, y practicamos *shoken*. Si nos damos cuenta de que nuestra atención no está centrada en el cuerpo respirando, practicamos *kakusoku*, es decir, redirigimos la atención al cuerpo respirando y la anclamos en él. Y así regularmente. Podemos usar el siguiente esquema como soporte:

Práctica

«Ahora que acabo de despertarme, tomo conciencia del cuerpo respirando».

«Ahora que me estoy levantando, tomo conciencia del cuerpo respirando».

«Ahora que estoy lavándome la cara, tomo conciencia del cuerpo respirando».

«Ahora que estoy cepillándome el pelo o afeitándome, tomo conciencia del cuerpo respirando».

«Ahora que estoy duchándome o bañándome, tomo conciencia del cuerpo respirando».

«Ahora que estoy cepillándome los dientes, tomo conciencia del cuerpo respirando».

«Ahora que estoy vistiéndome, tomo conciencia del cuerpo respirando».

«Ahora que estoy preparándome el desayuno, tomo conciencia del cuerpo respirando».

«Ahora que estoy desayunando, tomo conciencia del cuerpo respirando».

«Ahora que estoy caminando hacia mi destino, tomo conciencia del cuerpo respirando».

«Ahora que estoy conduciendo este coche, tomo conciencia del cuerpo respirando».

«Ahora que voy en este transporte público, tomo conciencia del cuerpo respirando».

«Ahora que estoy sentado, trabajando, tomo conciencia del cuerpo respirando».

«Ahora que estoy de pie, trabajando, tomo conciencia del cuerpo respirando».

«Ahora que estoy caminando, trabajando, tomo conciencia del cuerpo respirando».

«Ahora que estoy en una reunión de trabajo, tomo conciencia del cuerpo respirando».

«Ahora que estoy comprando, tomo conciencia del cuerpo respirando».

«Ahora que estoy preparando la comida o la cena, tomo conciencia del cuerpo respirando».

«Ahora que estoy comiendo o cenando, tomo conciencia del cuerpo respirando».

«Ahora que estoy paseando sin rumbo, tomo conciencia del cuerpo respirando».

«Ahora que estoy leyendo este libro, tomo conciencia del cuerpo respirando».

«Ahora que estoy usando internet, tomo conciencia del cuerpo respirando».

«Ahora que estoy en el cine o en el teatro, tomo conciencia del cuerpo respirando».

«Ahora que estoy tomando una copa, de pie o sentado, tomo conciencia del cuerpo respirando».

«Ahora que estoy viendo la televisión, tomo conciencia del cuerpo respirando».

«Ahora que estoy duchándome o bañándome, tomo conciencia del cuerpo respirando».

«Ahora que me estoy aseando, tomo conciencia del cuerpo respirando».

«Ahora que estoy preparándome para dormir, tomo conciencia del cuerpo respirando».

«Ahora que estoy entrando en la cama, tomo conciencia del cuerpo respirando».

«Ahora que estoy a punto de cerrar los ojos, tomo conciencia del cuerpo respirando».

Si la actividad que estás realizando no te permite mantener el cuerpo respirando en el primer plano de la atención, puedes dejarlo en un segundo plano, pero no perder completamente la conciencia de ello.

También puedes adquirir el hábito de realizar alertas regulares al cuerpo respirando. Por ejemplo:

Práctica

Varias veces al día, haz un alto en tu actividad y dedica 3 minutos a tomar conciencia del cuerpo respirando. En este tiempo, deja que el cuerpo respirando sea el objeto principal de tu atención. Después continúa con lo que tienes entre manos.

En el manual de práctica de la semana 1 del curso básico *on line* (véase capítulo 5) encontrarás instrucciones precisas para llevar a cabo la práctica de la atención plena sobre el cuerpo y sobre la respiración, tanto durante la meditación sentada como durante la vida cotidiana.

2. Segundo soporte: las sensaciones

«¿Y cómo se vive practicando la atención plena a las sensaciones en las sensaciones?

Un practicante, al experimentar una sensación agradable, sabe: "Esto es una sensación agradable".

Cuando experimenta una sensación desagradable, sabe: "Esto es una sensación desagradable".

Cuando experimenta una sensación neutra, sabe: "Esto es una sensación neutra".

Cuando experimenta una sensación externa agradable, sabe: "Esto es una sensación externa agradable".

Cuando experimenta una sensación externa desagradable, sabe: "Esto es una sensación externa desagradable".

Cuando experimenta una sensación externa neutra, sabe: "Esto es una sensación externa neutra".

Cuando experimenta una sensación interna agradable, sabe: "Esto es una sensación interna agradable".

Cuando experimenta una sensación interna desagradable, sabe: "Esto es una sensación interna desagradable".

Cuando experimenta una sensación interna neutra, sabe: "Esto es una sensación interna neutra".

Así vive consciente de las sensaciones en las sensaciones internamente, o vive consciente de las sensaciones en las sensaciones externamente, o vive consciente de las sensaciones en las sensaciones interna y externamente.

Vive consciente del surgimiento de las sensaciones o la disolución de las sensaciones; o el surgimiento y la disolución de las sensaciones.

O tiene conciencia de las sensaciones en el grado necesario para conocerlas con claridad, y vive desapegado, sin aferrarse a nada en el mundo.

Así es como uno vive consciente de las sensaciones en las sensaciones».

Satipatthana Sutta

Atención plena a las sensaciones

Las sensaciones constituyen el segundo soporte de la práctica de la atención plena. El cuerpo humano está dotado de cinco órganos sensoriales: ojos, oídos, nariz, lengua y epidermis. Estos cinco órganos están asociados a los objetos sensoriales correspondientes: las formas y colores son captados por los ojos, los sonidos por los oídos, los olores por la nariz, los sabores por la lengua y las sensaciones táctiles por la piel. Para que se produzca la experiencia sensorial completa no basta solo con que el órgano capte el objeto sensorial correspondiente, sino que además debe aparecer la conciencia de esa sensación; es decir, las conciencias sensoriales son imprescindibles en la experiencia sensorial. Así tenemos la conciencia visual, la conciencia auditiva, la conciencia olfativa, la conciencia gustativa y la conciencia táctil. Estos tres ámbitos aparecen simultáneamente dando lugar a la experiencia sensorial consciente.

En el MBTB distinguimos el *campo de experiencia* del *campo de conciencia*. El campo de experiencia está constituido por todo lo que estamos experimentando, a todos los niveles, en un instante dado. El campo de conciencia está formado por todo aquello de lo que somos conscientes en un momento dado. Es muy importante comprender la diferencia entre ambos campos. No siempre somos conscientes de todo lo que estamos experimentando, es decir, de todo lo que nuestros órganos sensoriales están captando, de todas las propiocepciones,[12] de todas las emociones y de todas las formaciones mentales que aparecen instante tras instante en nuestro *campo de experiencia*. Experimentamos mucho más de lo que somos conscientes. Esto es, nuestro campo de experiencia es más amplio que nuestro campo de conciencia. La práctica de la atención plena facilita la expansión del campo de conciencia y lo amplía hasta acercarlo al campo de experiencia en el estado de conciencia plena. De aquí que podríamos definir la conciencia plena como la capacidad de ser consciente de la totalidad de nuestro campo de experiencia.

Y esta expansión de la conciencia se vuelve particularmente evidente cuando practicamos la atención plena a las sensaciones. Poco a poco, gracias a la práctica, y en la medida en la que vamos enraizando la atención en las sensaciones, los cinco campos sensoriales se van volviendo cada vez más ricos y variados, cada vez percibimos sensaciones más sutiles, hasta el punto de maravillarnos ante la infinita gama de colores y de formas, de sonidos, aromas, sabores y sensaciones táctiles que somos capaces de experimentar conscientemente.

En la tradición budista se habla de cinco sentidos externos (visión, audición, olfato, gusto y tacto) y de un sentido interno, la mente, cuyos objetos son las formaciones mentales. A su vez, los sentidos externos puedes ser clasificados en: a) de lejanía: visión y audición (podemos ver y oír formas, colores y sonidos que se encuentran lejos de nosotros), y b) de proximidad: tacto, gusto y olfato (para percibir olores, sabores y sensaciones táctiles necesitamos estar relativamente cerca del objeto).

La esfera visual

Se estima que una persona promedio puede percibir un millón de variaciones cromáticas. De acuerdo con la teoría ocular del científico inglés Thomas Young (1773-1829), las células sensibles al color (conos), ubicadas en la retina, pueden identificar cerca de 100 graduaciones distintas de azul, verde y rojo. A su vez, el cerebro puede combinar esas variaciones de colores exponencialmente, de modo que el número de colores percibidos por cada persona varía por factores orgánicos y subjetivos, pudiendo percibir hasta 10 millones de colores. Por otro lado, los nombres asignados a los colores conocidos están limitados por el alcance de la experiencia humana personal y cultural, aunque puedan existir millones de transiciones más. En condiciones físicas normales, el ojo humano puede distinguir casi 10.000 colores distintos.

La esfera auditiva

El oído humano puede distinguir 340.000 sonidos, en las frecuencias comprendidas entre 20 Hz (la frecuencia más grave percibida) y 20.000 Hz (la frecuencia más aguda que se percibe). Por razones antropomórficas, se definen como infrasonidos todas las frecuencias por debajo de 20 Hz, aunque el oído de algunos animales (el topo y el elefante, por ejemplo) puede captar «sonidos» de unos pocos hercios: su rango de percepción se extiende a una o dos octavas más graves que el humano. Del mismo modo, se definen como ultrasonidos todos los que están por encima de 20.000 Hz. Sin embargo, el perro y el gato puede oír hasta 40.000 Hz y el murciélago y el delfín, hasta 16.000 Hz, es decir, de una a tres octavas, respectivamente, más agudas que el ser humano.

La esfera olfativa

El olfato humano es capaz de percibir cientos de aromas clasificados en 10 categorías, según un estudio realizado por las universidades norteamericanas de Bates y Pittsburgh: 1) fragante; 2) leñoso; 3) afrutado; 4) cítrico; 5) mentolado; 6) dulce; 7) quemado; 8) químico; 9) podrido, y 10) rancio.

Hasta hace poco se creía que el ser humano solo podía distinguir 10.000 aromas, pero las últimas investigaciones señalan que en realidad son billones de olores los que el ser humano puede percibir.

La esfera gustativa

La lengua del ser humano posee unas 10.000 papilas gustativas. La teoría clásica reconoce la existencia de cuatro sabores: 1) amargo; 2) ácido; 3) dulce, y 4) salado. El Ayurveda añade dos sabores más: 5) picante (piperina, pimienta, jengibre, chile, cebolla, ajo, clavo, etc.), y 6) acre o astringente (té, plátano, granada, caqui, cúrcuma). Los japoneses añaden un sabor más: 7) *umami* o sápido.[13] En 2010 se descubrió que existe un octavo sabor relacionado con la grasa: 8) lípido o graso.

La esfera táctil

Hay cuatro tipos de sensaciones táctiles:

1. Táctiles que funcionan a través de: a) el tacto (suavidad, rugosidad, punzante, aspereza); b) la presión y vibración, y c) la comezón y las cosquillas.
2. Térmicas: frío, calor, templado.
3. Dolorosas.
4. Propioceptivas o cenestésicas. Comprenden las sensaciones de movimiento, tensión, peso y fuerza, así como las sensaciones internas del organismo. Las sensaciones táctiles y térmicas son cutáneas, en cambio estas son internas: implican la posición y fuerza que realiza el cuerpo. En el trabajo físico, por ejemplo, se evidencian las sensaciones cenestésicas de movimiento, tensión, posición, peso, fuerza.

Todo lo que podemos experimentar, vivir, pensar o imaginar tiene como base estas sensaciones. No obstante, ¿son realmente sensaciones lo que experimentamos habitualmente? No. Se trata más bien de percepciones.

¿Qué diferencia hay entre una sensación y una percepción? En la tradición budista, la sensación es la experiencia que resulta del contacto entre el órgano sensorial, el objeto sensorial y la conciencia correspondiente. A esto se le llama «sensación pura». La percepción, por su parte, es el resultado del procesamiento mental-emocional de la sensación pura.

Sucintamente:

Sensación pura = órgano sensorial + objeto sensorial + conciencia sensorial

Percepción = órgano sensorial + objeto sensorial + conciencia sensorial + procesamiento mental-emocional

Los adultos humanos hemos perdido, en general, la capacidad de experimentar sensaciones puras. Aquello a lo que llamamos «sensaciones» son en realidad «percepciones».

Las sensaciones puras son, pues, sensaciones antes de ser procesadas por la mente y teñidas por las emociones. Por ejemplo, las sensaciones puras no son agradables ni desagradables ni neutras, pero cuando estas impresiones sensoriales llegan al cerebro, la mente discriminativa las procesa y las clasifica en tres categorías básicas: a) agradables; b) desagradables, y c) neutras.

Una vez que las sensaciones puras han sido clasificadas y convertidas en percepciones, la mente genera una respuesta emocional hacia ellas: a) hacia las sensaciones agradables responde con deseo y apego; b) hacia las sensaciones desagradables responde con rechazo, odio, y c) hacia las sensaciones neutras responde con indiferencia.

Este procesamiento mental-emocional es tan rápido y continuado que escapa a la conciencia ordinaria. Por eso creemos que las sensaciones son en ellas mismas agradables, desagradables o neutras, confundiendo así sensaciones puras con percepciones.

En la tradición budista, el cultivo de la atención pura (*manasikara*) cumple la función de permitirnos tomar conciencia de esto y, por lo tanto, disminuir tanto el apego como el rechazo a las percepciones.

A partir de ahora, aunque se hable de «sensaciones», tienes que saber que nos estamos refiriendo a «percepciones».

Ahora experimenta tú mismo.

Práctica

Detén por unos instantes la lectura.

Abre los ojos a tu entorno e identifica claramente cinco sensaciones visuales (formas y colores). Por ejemplo: un jarrón blanco con dibujos azules. Toma conciencia de cómo clasifica tu mente cada una de estas cinco sensaciones visuales: si agradable, desagradable o neutra.

Toma conciencia de la reacción emocional que surge espontáneamente de tu mente hacia cada una de las sensaciones visuales: de atracción, de rechazo, de indiferencia.

Ahora identifica claramente cinco sensaciones auditivas (sonidos). Por ejemplo: tu propia respiración, ruidos de la casa, etcétera.

Toma conciencia de cómo clasifica tu mente cada una de estas cinco sensaciones auditivas: si agradable, desagradable o neutra.

Toma conciencia de la reacción emocional que surge espontáneamente de tu mente hacia cada una de las sensaciones auditivas: de atracción, de rechazo, de indiferencia.

Ahora identifica claramente cinco sensaciones olfativas (olores). Por ejemplo: tu propio olor corporal o perfume, el aroma de una planta cercana o los efluvios que vienen desde la cocina, etcétera.

Toma conciencia de cómo clasifica tu mente cada una de estas cinco sensaciones olfativas: si agradable, desagradable o neutra.

Toma conciencia de la reacción emocional que surge espontáneamente de tu mente hacia cada una de las sensaciones olfativas: de atracción, de rechazo, de indiferencia.

Ahora identifica claramente cinco sensaciones gustativas (sabores). Por ejemplo: el sabor que ha dejado la infusión que acabas de tomar, o una cierta sensación de acre, dulce o salado en la boca, etcétera.

Toma conciencia de cómo clasifica tu mente cada una de estas cinco sensaciones gustativas: si agradable, desagradable o neutra.

Toma conciencia de la reacción emocional que surge espontáneamente de tu mente hacia cada una de las sensaciones gustativas que has identificado: de atracción, de rechazo, de indiferencia.

Ahora identifica claramente cinco sensaciones táctiles. Por ejemplo: el contacto con la piel de la ropa que llevas puesta, la sensación de frío o calor, etcétera.

Toma conciencia de cómo clasifica tu mente cada una de estas cinco sensaciones táctiles: si agradable, desagradable o neutra.

Toma conciencia de la reacción emocional que surge espontáneamente de tu mente hacia cada una de las sensaciones táctiles que has identificado: de atracción, de rechazo, de indiferencia.

Cuando hayas terminado, retoma la lectura.

¿Cómo ha sido la experiencia?

Imagino lo que vas a decirme: que no has tenido dificultad alguna en identificar cinco sensaciones visuales, tampoco cinco sensaciones auditivas, pero que te ha costado más encontrar cinco sensaciones táctiles, que te ha costado mucho más distinguir cinco sensaciones olfativas, y que no has podido discernir cinco sensaciones gustativas. ¿Es así? Esto es lo que le sucede al 95 % de las personas que hacen por primera vez este simple ejercicio. Y esto es algo casi universal.

De las informaciones sensoriales que capta el cerebro, entre el 70 y 80 % son visuales. Las siguen en importancia las auditivas, después las táctiles y, por último, las olfativas y las gustativas. Hay antiguas razones evolutivas en ello. Cuando descendieron de los árboles, nuestros ancestros primates tuvieron que pasar de ser cuadrúpedos a bípedos. Viviendo en las llanuras tuvieron que desarrollar el sentido de la vista como herramienta de supervivencia: necesitaban ver a lo lejos los peligros con el fin de tener tiempo para ponerse a salvo. Y, al erguirse sobre las patas traseras, los ojos adquirieron una posición predominante. Nuestra manera de procesar las informaciones sensoriales hoy día, millones de años después, todavía sigue condicionada por este hecho.

En el MBTB, la atención plena aplicada a las sensaciones es ejercitada en los dos ámbitos ya citados: durante la meditación sedente y durante la vida cotidiana.

En el manual de práctica de la semana 2 del curso básico *on line* (véase capítulo 5) encontrarás instrucciones precisas para llevar a cabo la práctica de la atención plena sobre las sensaciones.

3. Tercer soporte: los estados emocionales o emociones

«¿Cómo se practica la observación de las emociones y los sentimientos?

»Cuando la mente está empañada por el deseo, toma conciencia de que la mente está empañada por el deseo. Cuando la mente no está empañada por el deseo, toma conciencia de que la mente no está empañada por el deseo.

»Cuando la mente está empañada por el odio, toma conciencia de que la mente está empañada por el odio. Cuando la mente no está empañada por el odio, toma conciencia de que la mente no está empañada por el odio.

»Cuando la mente está empañada por la ofuscación, toma conciencia de que la mente está empañada por la ofuscación. Cuando la mente no está empañada por la ofuscación, toma conciencia de que la mente no está empañada por la ofuscación […].

»De esta manera hay que observar las emociones y los sentimientos en las emociones y los sentimientos, internamente, u observar las emociones y los sentimientos externamente, u observar las emociones y los sentimientos de ambas formas, interna y externamente.

»Hay que observar los factores de origen de las emociones y los sentimientos, o los factores de disolución de las emociones y los sentimientos, o ambas cosas.

»Hay que ser consciente de la emoción o del sentimiento en el grado necesario para que haya conciencia plena de la emoción o del sentimiento y atención.

»Hay que practicar la observación con desapego y ecuanimidad.

»Es así como se practica la observación de las emociones y los sentimientos».

Traducción adaptada del *Satipatthana sutta*

El tercer soporte de la atención plena expuesto en el *Satipatthana sutta* es *cittanupassana,* las formaciones mentales y sus impregnaciones emocionales. Por razones de claridad didácticas, en el MBTB separamos las impregnaciones emocionales, o simplemente emociones, de las formaciones mentales, que convertimos en el cuarto soporte.

Las emociones son reacciones fisiológicas y conductuales a impresiones sensoriales, a otras emociones y a formaciones mentales. Hemos visto anteriormente que, para la tradición budista, las sensaciones aparecen clasificadas por la mente en tres categorías básicas: a) agradables, b) desagradables, y c) neutras.

Estos tres tipos de sensaciones producen tres reacciones emocionales básicas: a) atracción; b) rechazo, y c) indiferencia.

Todas las emociones tienen una base sensorial. Proceden generalmente de las sensaciones y generan a su vez nuevas sensaciones en forma de reacciones fisiológicas.

Práctica

Detén momentáneamente la lectura.

Haz tres respiraciones conscientes lentas y profundas y dirige tu atención a tu estado emocional presente. ¿Cómo te encuentras? ¿Cuál es el estado emocional predominante en este momento? Identifica tres sensaciones de campos sensoriales distintos. Toma conciencia de si estas sensaciones aparecen como agradables, desagradables o neutras. Ahora identifica la reacción emocional para cada una de ellas. Date cuenta si generan atracción, rechazo o indiferencia. Simplemente toma conciencia de ello sin hacer nada más.

Cuando hayas terminado, retoma la lectura.

¿Qué es una emoción?

«Una emoción es un estado psicológico complejo que implica tres componentes distintos: una experiencia subjetiva, una respuesta fisiológica, y una respuesta conductual o expresiva» (Hockenbury, 2007).

Para entender mejor la naturaleza de las emociones centrémonos en estos tres elementos claves:

La experiencia subjetiva. Aunque hay una serie de emociones básicas universales que son experimentadas por personas de todo el mundo independientemente de su origen o su cultura, la experiencia de la emoción es muy subjetiva. Esta experiencia es la impresión que deja en la mente-conciencia una sensación determinada.

La respuesta fisiológica. Las emociones también pueden causar reacciones fisiológicas importantes: un nudo en el estómago, fuertes palpitaciones en el corazón debido a la ansiedad o el miedo, sudoración de las manos, respiración rápida. Estas reacciones son controladas por el sistema nervioso simpático, una rama del sistema nervioso autónomo que controla las respuestas involuntarias del cuerpo. Es decir, las emociones se manifiestan primeramente a través de reacciones fisiológicas involuntarias controladas por el sistema nervioso.

La respuesta conductual. Constituye la expresión real de la emoción. Finalmente, la emoción se convierte en movimiento corporal, en conducta. El término «emoción» viene del latín *emotio*, que significa «movimiento o impulso», «aquello que te mueve hacia». El circuito de la emoción incluye, por lo tanto, el estímulo (básicamente sensorial, pero no solo), la experiencia subjetiva, la reacción fisiológica y la respuesta conductual (consciente o inconsciente). Emoción y movimiento van, pues, juntos.

Emociones básicas y secundarias

Para la mayoría de los psicólogos modernos, existen dos clases de emociones: las primarias o básicas, aquellas que se desencadenan en respuesta a un evento, por ejemplo, el miedo, y las secundarias, aquellas que surgen como consecuencia de las emociones primarias.

Las emociones, y cómo las experimentamos y expresamos, pueden ser tan abundantes como sutiles. Sin embargo, las emociones básicas son las que sirven de base para esas emociones más complejas y particulares que componen la experiencia humana.

El psicólogo Paul Eckman descubrió que los humanos compartimos seis expresiones faciales universales y las asoció a seis emociones básicas: alegría, tristeza, sorpresa, miedo, ira y asco.

La función de las emociones

Originalmente, la discriminación de las sensaciones en agradables, desagradable y neutras, y las reacciones emocionales correspondientes de atracción, rechazo e indiferencia, estaban al servicio del instinto de conservación: todo aquello que nos mantiene en vida es agradable; todo aquello que amenaza la vida es desagradable, y lo que no es ni uno ni otro es indiferente.

A medida que el cerebro humano se fue volviendo cada vez más complejo, evolucionando desde el cerebro reptiliano al mamífero, y de este al neocórtex, las discriminaciones de las sensaciones y las reacciones emocionales se han ido volviendo también más complejas. La mayoría de las decisiones que tomamos en nuestra vida están dominadas por las emociones. Por los estudios de la neurociencia sabemos que la zona prefrontal del cerebro (donde, por ejemplo, tienen lugar los pensamientos más avanzados y donde valoramos alternativas para solucionar problemas) está tremendamente influida por el sistema límbico, también llamado el cerebro emocional. Aunque solemos creer que las emociones muchas veces son el problema, en realidad, nosotros las convertimos en el problema cuando no sabemos aprovechar la información que nos brindan y seguimos prisioneros de nuestras propias interpretaciones limitantes.

Las tres funciones principales de las emociones

1. Reflejan nuestro mundo interno. Nos informan de lo que vivimos en nuestro interior y de lo que sucede a nuestro

alrededor. Nos indican cómo estamos evaluando y juzgando la situación que vivimos. Esto nos permite conocer y conocernos mejor.

2. Dirigen una gran parte de nuestras conductas. Su energía nos ayuda a tomar decisiones con las cuales satisfacer nuestras necesidades y deseos.

3. Facilitan nuestra adaptación al medio. Nos ayudan a relacionarnos mejor, y actuar adecuadamente según las circunstancias externas y nuestro mundo interno.

Por ejemplo, la ira es una emoción con una fuerte carga energética que nos permite sentirnos fuertes cuando nuestra integridad se ve amenazada y nos ayuda a poner límites contra la invasión; nos indica que algo nos está molestando y nos activa para solucionarlo. La tristeza nos señala que estamos frente a un hecho doloroso, como una pérdida o un abandono; nos impulsa a valorar lo que tenemos, lo que nos importa y lo que da sentido a nuestra vida desde una nueva perspectiva; nos motiva hacia una nueva reintegración personal. La alegría nos lleva a establecer lazos afectivos, a destacar circunstancias placenteras y beneficiosas, y nos estimula a buscar otras similares. El miedo nos advierte contra peligros, activando un mecanismo de lucha, de huida o de alerta ante una emergencia, o ante situaciones, al menos, que requieren que vayamos con sumo cuidado; nos sirve para protegernos al afrontar una situación que resulta amenazante.

Emociones funcionales y disfuncionales

Las emociones, en sí mismas, no son buenas ni malas; cumplen una función. Aunque no nos guste sentir miedo, el miedo es necesario cuando cumple una función: la de ponernos sobre aviso de un peligro e impulsarnos a protegernos. Lo mismo sucede con la tristeza; ella nos da la medida del valor de lo que perdemos o podemos perder y nos impulsa a cuidar lo que es realmente importante en nuestra vida. No obstante, estas y todas las demás emociones pueden manifestarse de forma disfuncional, y es entonces cuando generan estados insanos y aflictivos.

Las emociones funcionales son guías que nos orientan a vivir plenamente, a comunicarnos mejor y a ser más felices en cualquier ámbito de nuestra vida personal, social o profesional; por eso, pueden ser llamadas saludables.

El circuito de las emociones saludables o funcionales podría ser ilustrado de esta forma:

Estímulo → Experiencia subjetiva → Reacción fisiológica → Respuesta conductual correcta

La respuesta conductual correcta representa un comportamiento adaptado o correcto que, finalmente, nos procura bienestar, calma y dicha.

Práctica

Detén momentáneamente la lectura.

Cierra los ojos y haz tres respiraciones conscientes lentas y profundas.

Trae a tu campo de conciencia en el presente el recuerdo de un estado emocional que te procurara bienestar, calma y dicha.

Identifica el estímulo original que desencadenó ese estado.

Identifica la experiencia subjetiva que te produjo ese estímulo.

Identifica cómo fue tu reacción fisiológica en el momento.

Recuerda cómo fue tu reacción corporal y qué hiciste cuando te encontrabas en ese estado.

Cuando hayas terminado, retoma la lectura.

Por el contrario, las emociones disfuncionales producen inadecuación, malestar, inquietud, aflicción, por lo que se las puede llamar también aflictivas o insanas.

Estímulo → Experiencia subjetiva → Reacción fisiológica → Respuesta conductual automática incorrecta

El resultado de las emociones disfuncionales es un comportamiento no adaptado o incorrecto que produce malestar, inquietud, aflicción.

Práctica

Ahora, detén momentáneamente la lectura.

Cierra los ojos y haz tres respiraciones conscientes lentas y profundas.

Trae a tu campo de conciencia en el presente el recuerdo de un estado emocional que te procurara malestar, inquietud, aflicción.

Identifica el estímulo original que desencadenó ese estado.

Identifica la experiencia subjetiva que te produjo ese estímulo.

Identifica cómo fue tu reacción fisiológica en el momento.

Recuerda cómo fue tu reacción corporal y qué hiciste cuando te encontrabas en ese estado.

Cuando hayas terminado, puedes retomar la lectura.

Aunque muchas respuestas emocionales correctas y adaptadas tienen o han tenido su razón de ser en muchísimas circunstancias de nuestra vida, el problema surge cuando una respuesta emocional determinada se fija, se vuelve rígida y automática y se acciona involuntariamente en muchas circunstancias en las que una reacción así no es necesaria. Por lo general, esta reacción inapropiada tiene un origen traumático. La respuesta emocional se manifiesta en estos casos de forma disfuncional, ya que no cumple con su propósito original de aportar bienestar, calma y dicha, sino malestar, inquietud, aflicción; por eso se la considera insana y aflictiva.

Las emociones se vuelven disfuncionales de dos maneras: a) debido al exceso (se produce cuando la emoción emerge con una carga excesiva y desproporcionada), y b) debido a la insuficiencia (se produce cuando la carga emocional necesaria es reprimida, negada y retenida). En ambos casos, la reacción emocional no cumple con su función de preservar la integridad de la persona; por ello pueden ser consideradas como patológicas. La psicología occidental las llama fijaciones y fobias. La psicología budista lo llama *klesa,* aquello que enturbia y perturba, y que conduce a la aflicción.

Algunas tradiciones budistas enumeran diez *klesa* principales: avidez, odio, ignorancia, engreimiento, visión incorrecta, duda, torpeza, inquietud, desvergüenza e imprudencia.

Para otras tradiciones, por ejemplo, la Mahayana, se reducen básicamente a tres: ignorancia, odio y avidez, es decir, indiferencia insana, atracción insana y repulsión insana. De estas tres raíces insanas surgen todas las emociones insanas:

- De la atracción insana surge el deseo insano, el apego, la codicia, la avidez, la gula.
- De la repulsión insana surge el odio, la cólera, los celos, el orgullo, el miedo, la aversión.
- De la indiferencia insana surge la estupidez, la necedad, la ignorancia.

La disfuncionalidad emocional siempre tiene como consecuencia la aflicción, el dolor, el sufrimiento, la frustración, que, a su vez, son también los síntomas de su presencia.

Práctica

Ahora puedes detener momentáneamente la lectura.

Por favor, cierra los ojos y haz tres respiraciones conscientes lentas y profundas.

Trae a tu campo de conciencia presente el recuerdo de una atracción insana hacia alguna persona, objeto o situación que estés viviendo en el presente, o que hayas vivido en el pasado. ¿Que cómo puedes saber que es insana? Porque te produce o te produjo aflicción, dolor, sufrimiento, frustración.

Trae a tu campo de conciencia presente el recuerdo de un rechazo insano, una fobia tal vez, hacia alguna persona, objeto o situación que estés viviendo en el presente, o que hayas vivido en el pasado. ¿Que cómo puedes saber que se trata de una repulsión insana? Porque te produce o te produjo aflicción, dolor, sufrimiento, frustración.

Trae a tu campo de conciencia presente el recuerdo de un estado de indiferencia insano, un estado de dejadez, hacia alguna persona, objeto o situación que estés viviendo en el presente, o que hayas vivido en el pasado. ¿Que cómo puedes saber que se trata de una indiferencia insana? Porque te produce o te produjo aflicción, dolor, sufrimiento, frustración.

Cuando hayas terminado, puedes retomar la lectura.

Emociones polarizadas y emociones integradoras

Las emociones insanas suelen aparecer, además, muy polarizadas, ya que suelen estar distorsionadas por un dualismo extremo: la realidad es percibida dividida en, al menos, dos partes irreconciliables: una absolutamente deseable y atractiva, y otra absolutamente odiosa y rechazable. Una tercera zona de la percepción permanece en la indiferencia. Las emociones muy polarizadas generan, por lo general, muchos conflictos, por lo que entran dentro de la familia de las «emociones conflictivas» y, dado que todo conflicto conlleva malestar y aflicción, se las llama también «emociones aflictivas».

Las emociones integradoras, por el contrario, son aquellas que se viven desde la empatía, la comunión, la presencia abierta a la totalidad, con menos dualidad. Estas emociones integradoras pueden ser experiencias de empatía, de amor, de compasión, de comunión, de bondad, de confianza, de altruismo, de benevolencia, de buen corazón, de ternura y apertura. Todos estos sentimientos armoniosos son emociones integradoras. Las emociones integradoras surgen en la medida en la que se despolarizan las emociones duales.

Práctica

Ahora puedes detener momentáneamente la lectura.

Por favor, cierra los ojos y haz tres respiraciones conscientes lentas y profundas.

Trae a tu campo de conciencia presente el recuerdo de una emoción muy polarizada hacia alguna persona, objeto o situación que estés viviendo en el presente, o que hayas vivido en el pasado.

Toma conciencia de la polaridad emocional apego/rechazo y cómo te hace sentir dicha polaridad en el momento presente.

Simplemente date cuenta de ello, sin hacer nada más (por ahora).

Ahora, trae a tu campo de conciencia presente el recuerdo de una emoción saludable e integradora hacia alguna persona, objeto o situación que estés viviendo en el presente, o que hayas vivido en el pasado.
Toma conciencia de cómo te hace sentir este estado emocional integrador en el momento presente.
Simplemente date cuenta de ello, sin hacer nada más.

Cuando hayas terminado, puedes retomar la lectura.

Atención plena y salud emocional

La salud emocional es la manifestación de la inteligencia emocional. Esta ha sido definida como un conjunto de meta-habilidades que incluye cinco dimensiones básicas:

1. Conocimiento de las propias emociones.
2. Autocontrol emocional.
3. Automotivación.
4. Reconocimiento de las emociones de los demás.
5. Control de las relaciones emocionales con los demás.

En cada una de estas cinco dimensiones, la atención plena desempeña un papel esencial.

La inteligencia emocional contribuye a aumentar la competencia social, mediante la empatía y el control emocional, incrementando la sensación de eficacia en las acciones que se acometen, es decir, propicia la salud emocional.

Aplicación de la atención plena al circuito emocional

Además de aportarnos una mayor conciencia de nuestras emociones y necesidades emocionales, la atención plena funciona como un sistema de control de calidad que nos permite mantener engrasado y en buen funcionamiento el circuito de las emociones que ya hemos visto.

> Estímulo → Experiencia subjetiva → Reacción fisiológica → Respuesta conductual correcta

Aplicada al estímulo, la atención plena expande nuestra capacidad de percibir y nos permite una percepción mucho más nítida: los colores se vuelven más vívidos, apreciamos la belleza y la armonía de las formas, y también nos volvemos más sensibles a la desarmonía, lo cual nos facilita la tarea de corregirla; podemos oír más sonidos y con calidad estereofónica, aunque también nos vuelve más sensibles a la cacofonía. Lo cual nos va a impulsar a buscar situaciones y lugares tranquilos y a familiarizarnos con estados emocionales sosegados; lo mismo sucede con los demás campos sensoriales.

Aplicada a la experiencia subjetiva, la atención plena nos da una mayor conciencia de los efectos emocionales que producen en nuestro mundo interno los estímulos, las situaciones y las personas con las que convivimos. Aprendemos a tenernos en cuenta y a tener en cuenta nuestras necesidades emocionales y nuestra sensibilidad. Al mismo tiempo, la atención plena nos mantiene alerta y conscientes de la relación entre los estímulos externos y nuestra experiencia subjetiva, ayudándonos a ajustar las experiencias emocionales subjetivas con los estímulos objetivos, de forma que no caigamos ni en la exageración ni en la indiferencia.

Aplicada a la reacción fisiológica, la atención plena nos enraíza en la sabiduría innata del cuerpo y fortalece la confianza en la intuición, que muchas veces se manifiesta en forma de reacciones fisiológicas. Aunque estas pueden estar condicionadas por las experiencias del pasado, y no corresponder exactamente a la situación presente, es importante siempre tenerlas en cuenta y ser conscientes de ellas.

Aplicada a la respuesta conductual, la atención plena ralentiza y templa las respuestas compulsivas, permitiéndonos parar el balón, tomar conciencia de la situación real y elegir la respuesta más apropiada a cada circunstancia. En el caso inevitable de una respuesta inconsciente, la atención plena nos hace conscientes de ello y nos da la posibilidad de corregirla.

Hacia las emociones saludables

Las emociones aflictivas o insanas, que también son –recordémoslo– disfuncionales, producen un estado de separatividad, de desconexión y de polarización. Nos separan y nos desconectan, para empezar, de nosotros mismos, de la totalidad compleja que somos, ofuscándonos y haciéndonos perder la visión completa de todo lo que está en juego. Además, nos separan y nos desconectan de los demás y del mundo, y nos encierran en un bucle que se retroalimenta a sí mismo, impidiendo la capacidad de dialogar con lo que se halla en el otro extremo de nuestra percepción polarizada. El resultado es siempre el mismo: aflicción, dolor, sufrimiento, frustración.

Las emociones saludables son integradoras, fortalecen la percepción de la unidad de los extremos opuestos, de la conexión intrínseca de los dos lados de cualquier contradicción o fuerzas opuestas, y las mantienen en un estado de integración que da sentido incluso a los conflictos inherentes de la vida diaria. Sus efectos son un bienestar básico, un estado de calma y de dicha.

Puesto que, finalmente, nadie quiere vivir experimentando aflicción, dolor y conflicto, forma parte de nuestra naturaleza humana el buscar un camino para transformar los estados desdichados en estados afortunados, esto es, transformar las emociones insanas en saludables.

Las cuatro grandes emociones saludables[14]

La tradición budista identifica cuatro grandes estados emocionales saludables: el amor bondadoso, o la bondad; la compasión; la alegría por el bien de los demás y del nuestro propio, y la ecuanimidad.

El amor bondadoso, o la bondad,[15] consiste en querer el bien y la felicidad de los demás. «¡Qué todos los seres sean felices! ¡Qué todos puedan liberarse del sufrimiento, de la confusión, del miedo y de la ignorancia!», es el voto profundo que surge desde el fondo de un corazón henchido por la bondad.

Tiene un enemigo cercano, algo que se le parece, pero que no lo es: el amor condicional, parecido a una inversión en bolsa que siempre espera más de lo que se invierte. El amor condicional es un amor interesado. La bondad no espera nada a cambio, salvo el bien y la felicidad del otro.

La emoción opuesta es aquella que quiere la desgracia de los demás, y se regodea en ella.

La compasión[16] es un sentimiento que nos hace desear que los demás estén libres del sufrimiento y de sus causas y que nos impulsa a hacer todo lo que está en nuestra mano para ello. La compasión tiene como base la empatía, la capacidad de sentir en uno mismo lo que siente el otro. Cuando la empatía se ve confrontada con el dolor del otro, se convierte en compasión: un irrefrenable impulso de hacer todo lo posible para que el otro deje de sufrir.

Tiene un enemigo cercano, algo que se le parece, pero que no lo es: la lástima, la conmiseración. Desgraciadamente, mucha gente confunde compasión con lástima. La lástima se coloca en una posición distante y altanera: «¡Pobrecitos ellos que sufren!». Considera que el dolor de ellos es solo su dolor. La compasión nos hace sufrir con el que sufre. Su dolor es también nuestro propio dolor y, por consiguiente, se implica en resolver la situación.

El estado emocional opuesto a la compasión es la crueldad, el desear el dolor de los demás y el regocijarse en ello.

La alegría por el bien ajeno[17] significa sentirse feliz con los logros, el bien y la felicidad de los demás. Alegrarse por ellos y con ellos.

Tiene un enemigo cercano, algo que se le parece, pero que no lo es: la hipocresía, la afectación, el hacer creer al otro que nos alegramos cuando, en verdad, no es así.

Su estado opuesto es la envidia, los celos, el resentimiento, la no aceptación de los logros y de la felicidad de los demás.

La ecuanimidad[18] es el estado emocional que no distingue entre amigo y enemigo, entre uno mismo y los demás, entre cercanos y extraños; consiste en ver a todos los seres vivientes, incluido uno mismo, como iguales, y con la misma inclinación a vivir en un estado exento de dolor y sufrimiento.

Su enemigo cercano es la indiferencia, la creencia de que «no preocuparse» por los demás es ecuanimidad.

Y su opuesto es la inquietud, la parcialidad, la paranoia causada por el hecho de dividir a los seres y las cosas en buenos y malos, amigos y enemigos, cercanos y extraños.

El ecosistema emocional de las cuatro grandes emociones saludables

Estas cuatro grandes emociones saludables forman un ecosistema emocional y psicológico en el que el conjunto es mucho más que la suma de sus partes. Cada uno de estos estados está relacionado con los demás de una forma peculiar, nutriéndose y equilibrándose entre sí, de manera que cada una alcanza su máxima expresión y potencial en el seno de estas interrelaciones.

Así, por ejemplo, la bondad, o amor incondicional, evita que la compasión se vuelva parcial, enfocándose sobre unos, pero

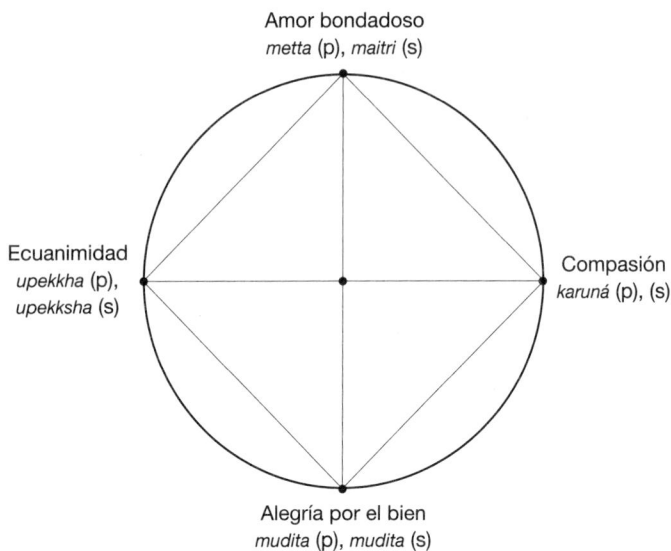

El ecosistema emocional de las cuatro grandes emociones saludables.

excluyendo y discriminando a otros. Protege a la compasión de la parcialidad, de la aversión y de la selección.

A la ecuanimidad, el amor bondadoso le aporta altruismo y fervor, impidiéndole permanecer en la indiferencia ante el dolor de los demás.

La compasión previene que el amor bondadoso y la alegría por el bien de los demás olviden que, aunque ambos disfrutan o dan una felicidad temporal y limitada, al mismo tiempo sigue habiendo en el mundo millones de personas que viven en horribles estados de sufrimiento. Les recuerda que su felicidad coexiste con un dolor sin límites, quizás en la puerta de al lado. Les recuerda, a la bondad y a la alegría, que hay más sufrimiento en el mundo del que ellas son capaces de mitigar; que, una vez que el efecto de ese alivio se ha desvanecido, la pena y el dolor surgirán sin duda otra vez hasta que el sufrimiento sea erradicado del todo. La compasión no permite que el amor y la alegría se cierren ante el ancho mundo confinándose a un estrecho sector de él, evitando que el amor y la alegría se conviertan en estados de complacencia autosatisfecha dentro de una mezquina felicidad protegida celosamente. La compasión agita y anima al amor a ampliar su ámbito; agita y anima a la alegría a buscar nuevo sustento. Así, les ayuda a los dos a crecer hasta convertirse en estados inconmensurables de verdad (*appamanna*).

La compasión cuida de que la ecuanimidad no caiga en una fría indiferencia y la aleja del aislamiento egoísta o indolente. Hasta que la ecuanimidad haya alcanzado la perfección, la compasión la urge a entrar una y otra vez en la brega del mundo, para que pueda superar la prueba, endureciéndose y haciéndose más fuerte.

La alegría refrena los efectos secundarios de la compasión para que no se vea abrumada por la visión del sufrimiento del mundo, para que no sea absorbida por él a exclusión de todo lo demás. La alegría alivia las tensiones de la mente, calma la dolorosa quemazón del corazón compasivo. Mantiene a la compasión alejada de la preocupación melancólica sin propósito, de un sentimentalismo fútil que solo debilita y consume la fuerza de la mente y del corazón. La alegría desarrolla la compasión hasta convertirla en una simpatía activa.

La alegría le da a la ecuanimidad la gentil serenidad que suaviza su aspecto severo. Es la sonrisa, una sonrisa que permanece a pesar del profundo conocimiento del sufrimiento del mundo, una sonrisa que da solaz y esperanza, audacia y confianza.

La ecuanimidad, que significa «equidad de mente», le da al amor benevolente firmeza y lealtad equilibrada y constante; le otorga la gran virtud de la paciencia.

La ecuanimidad evita que el amor benevolente y la compasión se malgasten en búsquedas vanas y se pierdan en los laberintos de la emoción sin control. La ecuanimidad provee a la compasión de un valor y audacia equilibrados y sin vacilaciones, permitiéndole enfrentarse al terrible abismo del sufrimiento y la desesperanza que reta a la compasión inconmensurable una y otra vez.

La ecuanimidad, que es un autocontrol vigilante con vistas a la meta final, no permite que la alegría descanse satisfecha con resultados modestos, olvidando los verdaderos objetivos por los que debemos esforzarnos. La ecuanimidad es el poder que guía y modera las otras tres grandes emociones saludables. Les señala la dirección que han de tomar y vigila que se tome esa dirección. En este y otros sentidos, se puede decir que la ecuanimidad es la corona y la culminación de los otros tres grandes estados saludables.

Práctica

Ahora puedes detener momentáneamente la lectura.

Por favor, cierra los ojos y haz tres respiraciones conscientes lentas y profundas.

Trae a tu campo de conciencia presente el recuerdo de alguna experiencia de amor incondicional hacia alguien. Identifica claramente cómo te hacía sentir ese estado emocional.

Ahora, trae a tu campo de conciencia presente el recuerdo de alguna experiencia de haber querido el mal de alguien. Identifica claramente cómo te hacía sentir ese estado emocional.

Ahora, trae a tu campo de conciencia presente el recuerdo de alguna experiencia en la que sentiste compasión por el dolor de alguien. Identifica claramente cómo te hacía sentir ese estado emocional.

Ahora, trae a tu campo de conciencia presente el recuerdo de alguna experiencia en la que fuiste cruel con alguien. Identifica claramente cómo te hacía sentir ese estado emocional.

Ahora, trae a tu campo de conciencia presente el recuerdo de alguna experiencia en la que te alegraste por el bien de alguien. Identifica claramente cómo te hacía sentir ese estado emocional.

Ahora, trae a tu campo de conciencia presente el recuerdo de alguna experiencia en la que sentiste envidia y celos por los logros o el bien de alguien. Identifica claramente cómo te hacía sentir ese estado emocional.

Ahora, trae a tu campo de conciencia presente el recuerdo de alguna experiencia en la que te sentiste ecuánime frente a alguien o alguna situación. Identifica claramente cómo te hacía sentir ese estado emocional.

Ahora, trae a tu campo de conciencia presente el recuerdo de alguna experiencia en la que perdiste la ecuanimidad y fuiste parcial frente a alguien o alguna situación. Identifica claramente cómo te hacía sentir ese estado emocional.

Cuando hayas terminado, puedes retomar la lectura.

Dos formas de desarrollar las cuatro grandes emociones saludables

1. *Cultivando la intención correcta en la vida cotidiana.* La intención correcta es aquella que tiene como objetivo el bien y la felicidad de los demás y de uno mismo. Uno puede desarrollar la atención plena enfocándola en todo momento en la intención con la que hacemos lo que hacemos y decimos lo que decimos. No obstante, a pesar de la buena voluntad que uno quiera tener, es inevitable que surjan viejas tendencias enquistadas y aprendidas a través de los condicionamientos.

Por ello, la atención plena a la intención correcta durante la vida cotidiana necesita la meditación regular gracias a la cual se disuelven los viejos patrones y se afianzan nuevas pautas emocionales.

2. *Cultivando la intención correcta durante meditaciones regulares.* La conocida como meditación *metta* es una buena práctica, la cual, ejercitada regularmente, tiene el poder de transformar los estados emocionales aflictivos en estados saludables.

Cada una será de gran ayuda a la otra. La práctica meditativa regular ayudará a que el amor incondicional, la compasión, la alegría y la ecuanimidad se conviertan en algo espontáneo. Puede ayudar a que la mente se haga más firme y calma a la hora de soportar las numerosas irritaciones de la vida que nos desafían a mantener estas cuatro cualidades en pensamiento, palabra y obra.

En el manual de práctica de la semana 3 del curso básico *on line* (véase capítulo 5) encontrarás instrucciones precisas para llevar a cabo la práctica de la meditación *metta*.

Trabajando con las emociones

En el MBTB, la meditación regular sobre las emociones implica el desarrollo de unas cualidades determinadas, como son: la identificación, la aceptación, la metabolización y la despolarización.

Una vez que la mente se ha estabilizado siguiendo el flujo respiratorio y la postura corporal correcta, la atención se dirige a los estados emocionales que aparezcan espontáneamente.

Lo primero es identificar cada emoción, por ejemplo, «esto es rabia», «esto es aburrimiento», «esto es ansiedad», «esto es alegría», etcétera. Después, reconocer si cada una de las emociones que aparecen son saludables-funcionales o insanas-disfuncionales. Por último, aceptamos el hecho de que tal emoción ha aparecido.

Una vez identificadas, reconocidas y aceptadas, la mayor parte de las emociones desaparecen tal y como han aparecido, siempre y cuando nos mantengamos en una actitud de ecuanimidad emocional con respecto a ellas. Es decir, sea cual sea la emoción identificada y reconocida, evitamos caer en la atracción, en el rechazo y en la indiferencia. Cuando esto sucede, las emociones no intensas desaparecen por ellas mismas.

Práctica

Ahora puedes detener momentáneamente la lectura.

Por favor, cierra los ojos y haz tres respiraciones conscientes lentas y profundas.

Dirige tu atención al estado emocional en el que te encuentras.

Identifica la emoción principal o la ausencia de una emoción particular.

Por ejemplo, «esto que estoy sintiendo ahora es rabia», «esto es aburrimiento», «esto es ansiedad», «esto es alegría», etcétera. Después, reconoce si cada una de esas emociones que aparecen son gozosas, aflictivas o neutras. Por último, acepta el hecho de que tal emoción ha aparecido.

Sea cual sea la emoción identificada y reconocida, evita caer en la atracción, en el rechazo y en la indiferencia.

Si la atracción, el rechazo y la indiferencia aparecen, no las alimentes, ni las rechaces.

Cuando hayas terminado, el tiempo que consideres oportuno, puedes retomar la lectura.

Metabolizar las emociones

No obstante, durante la meditación sedente puede que surjan algunas emociones con más intensidad y persistencia. Entonces procedemos al ejercicio de la metabolización. En biología se llama metabolización a las reacciones químicas que efectúan constantemente las células de los seres vivos con el fin de sintetizar sustancias complejas a partir de otras más simples, o degradar aquellas para obtener estas. Las emociones, especialmente las que se presentan con intensidad, también pueden y deben ser metabolizadas; para ello, lo primero es sentirlas con el cuerpo. Toda emoción tiene una huella corporal, se siente en el cuerpo. Por lo tanto, durante la metabolización emocional, el meditador se pregunta *¿en qué parte del cuerpo estoy sintiendo esta emoción?* Puede que esté localizada en la garganta, en las mandíbulas, en el abdomen, en el estómago, en el pecho, en la boca, etcétera. La meditadora aprende a identificar la huella corporal de toda emoción en su propio cuerpo. Así, descubre que toda emoción implica una concentración de energía, en forma de calor o de ausencia de calor, en una parte determinada del cuerpo. Al metabolizarla, dispersamos esa concentración energética por todo el cuerpo. Esto se produce a través de la respiración: al inspirar, acogemos la sensación física que acompaña a la emoción, la aceptamos, la reconocemos; al espirar permitimos que esta energía se expanda por todo el cuerpo y fluya con la espiración. Al hacer esto, no estamos «fuera» de la emoción ni la emoción es «algo distinto» de nosotros. Aunque no somos solo esa emoción, esa emoción forma parte de nosotros. Así que tomamos conciencia de que somos uno con la emoción. Al inspirar, acogemos; al espirar, soltamos. Practicando así nos relajamos y nos abrimos a la emoción, entrando en ella, dejando que entre en nosotros. De esta forma, la emoción es metabolizada e integrada en la totalidad del cuerpo-mente y su posible poder perturbador se debilita.

Despolarizar las emociones

Las emociones intensas suelen estar muy polarizadas en los extremos de atracción-repulsión, apego-rechazo. Las emociones muy polarizadas requieren ser despolarizadas antes de metabolizarlas.

Estamos hablando de una práctica que sucede durante la meditación sedente, no necesariamente durante la vida y las circunstancias cotidianas. La mejor manera de despolarizar las emociones es mediante el cultivo de la ecuanimidad. Ecuanimidad significa no tomar partido por ninguno de los dos extremos implicados en la confrontación.

Comenzamos identificando el estado emocional que aparece en el campo de conciencia. Lo reconocemos como «estado emocional polarizado o muy polarizado», a continuación reconocemos cómo nos hace sentir ese estado, aceptando sin ambages su presencia. Tomamos conciencia de que nuestra mente se identifica con un extremo de la polarización, al que considera «justo», «bueno», «correcto», y rechaza el otro extremo, al que considera «injusto», «malo», «incorrecto». Por lo general, consideramos inconscientemente que nuestros juicios y nuestras percepciones son la verdad universal y que nuestras reacciones emocionales son las correctas y están justificadas; no nos damos cuenta de que todo ello no es más que un producto de nuestros condicionamientos. Otra persona, con unos condicionamientos distintos a los nuestros, puede percibir la situación de una manera distinta. Despolarizar nuestras emociones no significa que debamos renunciar a tener un punto de vista propio, o valores y juicios que forman parte de nuestra manera de ser. Significa que dejamos de atribuirles el atributo de verdad absoluta y los reconocemos como el punto de vista, el valor o el juicio de un ser humano concreto, abriéndonos a la posibilidad de otros puntos de vista, valores y juicios.

Veamos un ejemplo. Estamos viendo en la televisión la final de la copa del mundo de fútbol. Juegan España contra Lituania. Si somos hinchas de la selección española, queremos que gane España y nos ponemos de parte de su selección. La energía emocional del estadio está completamente polarizada entre los seguidores de España y los de Lituania. Cada una de las dos hinchadas va a ver un partido diferente porque su percepción va a estar teñida por su polarización emocional. Si un equipo ataca y pone en peligro al otro, la hinchada de este último pita y crea bronca. Si es su equipo el que ataca, le anima de mil formas distintas. La hinchada de un equipo ve faltas y juego sucio en todo lo que hace el otro equipo, y viceversa. Si el propio equipo pierde, su hinchada cree que el árbitro ha beneficiado al otro equipo. La situación puede polarizarse tanto que, a menudo , las dos hinchadas llegan a agredirse físicamente; a veces hay muertos.

¿Es posible ver la final del campeonato mundial de fútbol, o de cualquier otro deporte, con ecuanimidad? Claro que es posible. Por ejemplo, la actitud y expresión «que gane el mejor» manifiesta un estado de ecuanimidad.

Cuando nos sentamos en meditación y permanecemos en la observación de la actividad de la propia mente, tal vez nos demos cuenta de que dentro de nosotros se produce una especie de «guerra civil intrapersonal»: tenemos emociones encontradas, pensamientos y actitudes contradictorias, conflictos de intereses. El hecho de identificarnos con y apegarnos a un aspecto nos conduce inevitablemente a rechazar el opuesto. Y esta lucha interna desgarra nuestra integridad y polariza nuestras emociones en un conflicto que se retroalimenta.

El cultivo de la ecuanimidad nos permite tomar distancia de nuestras fijaciones, identificaciones, apegos, rechazos, fobias y ofuscaciones. La ecuanimidad se entrena. La práctica de la meditación sedente es una de las mejores formas de entrenar la ecuanimidad.

Para que la ecuanimidad pueda establecerse, trae a tu campo de experiencia y de conciencia el polo opuesto de la emoción que te aflige: si es hostilidad hacia alguien, evoca en ti la benevolencia hacia esa persona. Si es apego hacia alguien, evoca en ti el desapego hacia esa persona. Siente en tu mente y en tu cuerpo el efecto de esta emoción de polo opuesto. Deja que la sensación de ambos polos emocionales permanezca en ti y se equilibre gracias a tu no toma de partido, y se funda en una experiencia única.

A medida que estas emociones intensas y polarizadas van siendo despolarizadas, se puede proceder a su posterior metabolización, tal y como ha sido explicado previamente.

Transformando las emociones aflictivas

Además de la meditación *metta* y de la meditación regular sobre las emociones, en el MBTB usamos un ejercicio específico de transformación emocional. Si sientes que una emoción incendiaria te posee y te perturba, deberías encontrar un lugar tranquilo donde sentarte y transformar dicho estado. Si no puedes hacerlo en el momento, busca un tiempo a lo largo del día, o al final de la jornada, para sentarte y hacer el ejercicio de transformación emocional completo, tal y como se explica en el curso básico *on line*.

Autocompasión

En el MBTB hemos incorporado parte del trabajo desarrollado por Kristin Neff[19] sobre autocompasión o amabilidad hacia uno mismo.

Las cuatro grandes emociones saludables no tienen por objeto solo a los demás, sino que deben ser cultivadas también hacia uno mismo. La bondad y amabilidad hacia uno mismo, la compasión hacia una misma o autocompasión, la alegría por el propio bien y los propios logros, así como la ecuanimidad con respecto a uno mismo, deben ser cultivadas al mismo tiempo que lo hacemos con respecto a los demás. Estas cuatro grandes emociones saludables quedan resumidas e incluidas en la práctica de la autocompasión.

Sentir compasión por uno mismo no es realmente diferente de sentir compasión por los demás; la experiencia de sentir compasión es la misma. De hecho, la autocompasión consiste en no excluirse a sí mismo del círculo de la compasión.

En primer lugar, para sentir compasión por los demás uno debe darse cuenta de que están sufriendo. Si uno ignora el sufrimiento de un padre o de una madre de familia en paro prolongado, uno no puede llegar a saber lo difícil que puede ser su experiencia de vida y, por lo tanto, uno no puede sentir compasión por él o ella.

En segundo lugar, la compasión implica sentirse conmovido por el sufrimiento de los demás, de forma que el propio corazón responde a su dolor (la palabra «compasión» significa literalmente «sufrir con»). Cuando esto ocurre, uno siente calor, cariño y deseo de ayudar de alguna manera a la persona que sufre. Sentir compasión también significa ofrecer comprensión y bondad hacia los demás cuando fallan o cometen errores, en lugar de juzgarlos con dureza.

Por último, sentir compasión por otra persona (en lugar de la mera lástima) significa darse cuenta de que el sufrimiento, el fracaso y la imperfección forman parte de la experiencia humana que todos compartimos.

La autocompasión implica actuar de la misma manera hacia uno mismo cuando uno está teniendo un momento difícil, cuando siente que falla, cuando uno ve algo de uno mismo que no le gusta. En lugar de ignorar el propio dolor o de quejarse, la autocompasión te hace preguntarte: ¿cómo puedo consolarme y cuidar de mí mismo en este momento?

En vez de juzgarnos y de criticarnos despiadadamente a nosotros mismos por las insuficiencias o deficiencias cuando somos compasivos con nosotros mismos, podemos ser amables y comprensivos cuando nos enfrentamos a fracasos personales.

Por supuesto que podemos tratar de cambiar y adquirir hábitos que nos permitan ser más saludables y felices, pero uno hace esto motivado por el amor hacia sí mismo, no porque no valga nada y sea algo inaceptable tal como es. Cuando somos compasivos con nosotros mismos, honramos y aceptamos nuestra humanidad. Las cosas no siempre salen como uno quiere que salgan. Encontramos frustraciones, tenemos pérdidas, cometemos errores, nos enfrentamos a las propias limitaciones, no estamos a la altura de los ideales que nos habíamos hecho.

La condición humana es así. Esto es algo que compartimos todos los seres humanos. Cuando uno abre el corazón a esta realidad, en vez de luchar contra ella, puede sentir compasión por sí mismo y por todos los seres humanos con los que comparte la misma experiencia de la vida.

¿Qué no es la autocompasión?

Para Kristin Neff, la autocompasión:

- No es un endulzante: la autocompasión nos abre más plenamente al dolor. No es una forma de evitarlo.
- No es una autoestima egoísta: es una forma de relacionarnos con nosotros mismos con amabilidad, sin considerarnos mejores que los demás.
- No es autocomplacencia: es una fuerza de voluntad, de buena voluntad. Es autobenevolencia. La autocompasión requiere valor y nos motiva para el cambio al proporcionarnos los recursos emocionales necesarios para aprender y crecer.
- No es autoindulgencia: se trata de aliviar el propio sufrimiento y, por lo tanto, de elegir la salud y el bienestar a largo plazo, más que el placer a corto plazo.
- No es autoconmiseración: se trata de desenredar el dolor, no de revolcarse en él.
- No es una nueva obligación: se trata de dejar de luchar, no de luchar más.

- No es una actitud autocentrada: es el primer paso hacia la compasión por los demás.
- No es algo antinatural: todos nacemos con el deseo de ser felices y de liberarnos del sufrimiento. La autocompasión nos recuerda nuestro objetivo original y nos ayuda a vivir de acuerdo con él.

Los tres elementos de la autocompasión

1. *Amabilidad consigo mismo*

La autocompasión implica ser amoroso y comprensivo consigo mismo cuando uno se encuentra en una situación de sufrimiento, o cuando uno fracasa, o se siente inadecuado, en vez de ignorar el propio dolor, o de flagelarse mediante la autocrítica.

Las personas autocompasivas reconocen que son imperfectas, que cometen errores, que fallan a veces y que las experiencias difíciles son inevitables en la vida. Por lo cual tienden a ser amables con ellas mismas cuando se enfrentan a experiencias dolorosas, en lugar de enfadarse cuando la vida no está a la altura de los ideales establecidos. Uno no siempre puede llegar a ser o conseguir lo que quiere. Cuando esta realidad es negada o se lucha contra ella, el dolor y el sufrimiento aumentan en forma de estrés, frustración y autocrítica. Cuando esta realidad es aceptada con empatía y amabilidad, uno experimenta una mayor ecuanimidad emocional.

2. *Humanidad compartida*

La frustración, que aparece cuando las cosas y uno mismo no son como uno quiere que sean, suele ir acompañada por un sentimiento irracional e intenso de aislamiento, como si uno fuera la única persona que sufre o comete errores. Sin embargo, todos los seres humanos sufrimos y cometemos errores.

«Ser humano» significa que uno es mortal, vulnerable e imperfecto. Por lo tanto, autocompasión implica reconocer que el sufrimiento y la insuficiencia personal forman parte de la experiencia humana compartida por todos, es decir, ese algo que nos pasa a todos no es algo que me sucede solo a mí.

3. *Atención plena*

La autocompasión también requiere un enfoque equilibrado de nuestras emociones negativas. Esto es, nuestros sentimientos no deben ser ni suprimidos ni exagerados. Esta postura equilibrada surge cuando relacionamos nuestras experiencias personales con las de otras personas que también están sufriendo, poniendo así nuestra propia situación en una perspectiva más amplia.

Gracias a la actitud autocompasiva, podemos desarrollar la voluntad de observar nuestros pensamientos y emociones negativas con apertura y claridad, manteniéndolas en la conciencia clara. La atención plena es un estado de la mente sin prejuicios, receptivo, en el que se observan los pensamientos y los sentimientos tal y como son, sin tratar de suprimirlos o negarlos. No podemos ignorar nuestro dolor y sentir compasión por nosotros mismos al mismo tiempo. La atención plena nos permite no sobreidentificarnos con nuestros pensamientos y sentimientos negativos, de forma que no nos dejamos atrapar ni arrastrar por ellos.

En el manual de práctica de la semana 3 del curso básico *on line* (véase capítulo 5) encontrarás instrucciones precisas para llevar a cabo la práctica de la atención plena sobre los estados emocionales.

4. Cuarto soporte: las formaciones mentales (*dhammanupassana*)

«Así es como el monje vive consciente de las formaciones mentales en las formaciones mentales internamente, o vive consciente de las formaciones mentales en las formaciones mentales externamente, o vive consciente de las formaciones mentales en las formaciones mentales interna y externamente.

»Vive consciente del surgimiento de las formaciones mentales, o vive consciente de la disolución de las formaciones mentales, o vive contemplando tanto el surgimiento como la disolución de las formaciones mentales.

»O tiene conciencia de las formaciones mentales en el grado necesario para conocerlas con claridad; y vive desapegado, sin aferrarse a nada en el mundo.

»Así es, monjes, como el monje vive practicando la contemplación de las formaciones mentales en las formaciones mentales condicionadas por los cinco sesgos».

Satipatthana sutta

El *Satipatthana sutta* (p) llama *dhamma* (p) a las formaciones mentales impregnadas de emocionalidad, incluyendo en dicho término los impulsos volitivos, las intenciones, los pensamientos, las construcciones mentales, así como todo el contenido narrativo o discursivo que surge en la mente.

En el MBTB, por razones metodológicas hemos separado este cuarto soporte en dos: emociones propiamente dichas en el tercer soporte (*cittanupanassana* [p], literalmente «estados mentales condicionados por las emociones»), y formaciones mentales en este cuarto.

Aunque la expresión «formaciones mentales» designa todo lo que es construido en la mente por la mente, es decir, todo lo que aparece en el campo de experiencia, en el MBTB usamos esta expresión para designar las representaciones mentales, a las que podemos llamar también genéricamente «pensamientos» o actividad mental.

¿Qué es pensar?

La función del pensamiento o de la actividad mental consiste básicamente en representar subjetivamente la realidad, es decir, en construir imágenes subjetivas –que mediante el proceso de socialización se convierten en intersubjetivas– de la realidad. Todo pensamiento es una representación mental de la realidad. Los principales contenidos o funciones de la actividad mental son:

* *Sensaciones puras*, o impresiones sensoriales no elaboradas por el intelecto. Ocurren casi siempre por debajo del umbral de conciencia, por lo que constituyen una experiencia inconsciente.

* *Emociones*, o alteraciones del ánimo, agradables o penosas, que van acompañadas de cierta conmoción somática.

* *Percepciones*, o representaciones mentales construidas básicamente a partir de las sensaciones experimentadas, y elaboradas basándose en los condicionamientos mentales y emocionales.

* *Imágenes (imaginar),* o representaciones mentales de algo. Las imágenes pueden guardar una cierta semejanza entre la representación y lo representado, o pueden ser una creación mental no relacionada con la experiencia directa.

La imaginación tiene semejanza con la percepción. No obstante, la primera no se limita a la segunda. La imaginación es un proceso más abstracto, esto es, que no necesita de un objeto presente en la realidad en ese instante. Ella se sirve de la memoria para manipular la información y relacionarla con formas que no dependen del estado actual del organismo. Es decir, la imaginación toma elementos antes percibidos y experimentados y los transforma en nuevos estímulos y realidades. Por ejemplo, cuando uno observa una manzana, la fuente de la imagen está situada fuera de uno mismo, pero cuando uno cierra los ojos e «imagina» la manzana, la fuente de la imagen está dentro de uno mismo.

- *Signos (significar).* Consiste en representar mentalmente algo inmediato mediante signos o indicios relacionados con ello. Ejemplo: los buenos modales en la mesa son signo de buena educación.

- *Símbolos (simbolizar).* Un símbolo es una imagen mental que trata de representar una cosa inmediata sin que entre ambos (imagen simbólica y cosa simbolizada) haya una relación directa, pero que quedan asociadas por una convención socialmente aceptada. Ejemplo: la bandera de cada país trata de representar simbólicamente la realidad que el país es.

- *Ideas (idear).* Sinónimo de «pensamiento» y «pensar». Consiste en representar mentalmente algo a partir del razonamiento o de la imaginación, y también en procesar la información (imágenes mentales, signos, símbolos, ideas, emociones, sensaciones) estableciendo relaciones entre los datos.

- *Observaciones (observar).* Consiste en examinar intencionalmente, mediante la atención, una situación u objeto del mundo que nos rodea o del propio mundo interno, para averiguar hechos o aspectos del hecho o fenómeno. La observación, en algunos casos, tiene un propósito específico, y en otros busca una exploración general.

La capacidad para observar, para fijar la atención en lo que nos rodea y en la propia mente subjetiva, es la base para determinar sus atributos, cualidades, propiedades o características.

- *Análisis (analizar)*. Consiste en distinguir (discernir) y separar las partes de un todo hasta llegar a conocer sus principios o elementos.
- *Conceptos (conceptualizar)*, o crear ideas, pensamientos, opiniones, juicios. Determinar algo en la mente después de examinadas las circunstancias. Un concepto es una definición de algún objeto o cosa. Los conceptos «son las unidades más básicas de toda forma de conocimiento humano». Son construcciones o autoproyecciones mentales, por medio de las cuales comprendemos las experiencias que emergen de la interacción con nuestro entorno. Estas construcciones surgen por medio de la integración en clases o categorías, que agrupan nuestros nuevos conocimientos y nuestras nuevas experiencias con los conocimientos y experiencias almacenados en la memoria. El concepto surge de la necesidad de generalizar o clasificar los individuos y las propiedades de los casos concretos conocidos en la experiencia, agrupando las cosas o los aspectos y cualidades comunes por sus semejanzas y diferencias. Ejemplo: «reino mineral», «reino vegetal» y «reino animal» son conceptos.
- *Definiciones (definir)*, o fijar con claridad, exactitud y precisión la naturaleza de una persona o cosa.

- *Síntesis (sintetizar)*, o componer un todo reuniendo sus partes.
- *Discernimientos (discernir)*. Distinguir algo de otra cosa, señalando la diferencia que hay entre ellas.
- *Discriminaciones (discriminar)*. Seleccionar excluyendo. Dar trato de inferioridad a una persona o colectividad por motivos raciales, religiosos, políticos, etcétera.
- *Enjuiciar (juicios)*. Distinguir el bien del mal y lo verdadero de lo falso. Opinar, dictaminar. Comparar dos ideas o cosas para conocer y determinar sus relaciones. Someter algo o a alguien a examen, discusión y juicio.
- *Condenar (condenas)*. Reprobar algo que se tiene por malo y pernicioso.
- *Memorizar*. Fijar algo en la memoria.
- *Recuerdos (recordar)*. Traer algo desde la memoria.
- *Comparaciones, comparar*. Establecer relaciones de semejanzas o diferencias entre objetos, situaciones, hechos o personas. Las relaciones se establecen basándose en algún criterio. Por el lado de lo semejante encontramos lo idéntico, y por el lado de lo diferente encontramos lo contrario.
- *Clasificaciones (clasificar)*. Agrupar elementos de un conjunto en un subconjunto, clases o conceptos clasificatorios que lo dividen en forma excluyente (oposición entre dos cosas por una de las cuales hay que optar) y completa. Une las cosas semejantes y separa las que son diferentes. La observación y la comparación son prerrequisitos para la clasificación. La observación permite la recolección de los

datos del conjunto que hay que clasificar, mediante los cuales se hace la comparación para determinar las semejanzas y diferencias, y en función de estas diferencias se establecen las distintas clases en las cuales se agrupan elementos semejantes. Las clases están constituidas por los elementos que cumplen con algún criterio y deben contemplar todos los elementos del conjunto.

- *Inferencias (inferir).* Consiste en sacar una consecuencia o deducir algo a partir de un principio, proposición o supuesto.
- *Interpretaciones (interpretar).* Consiste en concebir, ordenar o expresar de un modo personal la realidad.
- *Proyecciones (proyectar).* Consiste en idear, trazar o proponer el plan y los medios para la ejecución de algo.

El mapa no es el territorio

Estos son los principales contenidos o funciones de la actividad mental, aunque hay más. El punto crucial es darse cuenta de que todos nuestros pensamientos son representaciones de la realidad, es decir, imágenes o ideas que sustituyen a la realidad. Por desgracia, olvidamos demasiado a menudo este hecho. Nuestros pensamientos sobre la realidad no son la realidad, sino imágenes subjetivas que sustituyen o tratan de representar la realidad en nuestro mundo subjetivo simbólico. En el Zen se dice que no puedes comer una receta de cocina ni el dibujo de una manzana. El dibujo de una manzana no es la manzana, sino un conjunto de trazos y colores que tratan de representar su forma. Aunque el dibujo sea fotográfico, o aunque sea una fotografía hiperrealista que refleje exactamente la forma de una manzana, sigue sin ser una manzana, porque una manzana es algo más que forma: implica sensaciones táctiles, olfativas y gustativas, así como peso. Nada de esto está presente en el dibujo de una manzana. De la misma forma, los pensamientos y las formaciones que fabrica nuestra mente sobre la realidad no son la realidad.

El pintor surrealista belga René Magritte pintó una serie de cuadros llamada «La traición de las imágenes». En todos los cuadros aparece una pipa de fumar y debajo de la imagen la siguiente inscripción: «Ceci n'est pas une pipe» (Esto no es una pipa). El mismo pintor declaró en cierta ocasión: «¡Cuánto me ha reprochado la gente la famosa pipa! Y, sin embargo, no es una pipa. ¿Se puede rellenar de tabaco y fumar? No, solo es una representación. ¡Si hubiera escrito en el cuadro "Esto es una pipa", habría estado mintiendo!». Nuestras formaciones mentales (percepción) siempre se interponen entre la realidad y nosotros.

El científico y filósofo polaco estadounidense Alfred Korzybski fue el primero en usar la expresión «el mapa no es el territorio», resumiendo su punto de vista acerca de cómo la abstracción derivada de un objeto, o una reacción hacia él, no es la cosa en sí misma. Korzybski sostuvo que muchas personas confunden mapas con territorios, esto es, confunden modelos de la realidad con la realidad misma.

En *Comprender los medios de comunicación: las extensiones del ser humano*,[20] Marshall McLuhan extendió este argumento a los medios de comunicación electrónica. Las representaciones de los medios de comunicación, especialmente en pantallas, son abstracciones; son «extensiones» virtuales de aquello que nuestros canales sensoriales, cuerpos, pensamientos y sentimientos hacen por nosotros en la vida real.

Según Korzybski, un mapa no es el territorio que representa, del mismo modo que una palabra no es el objeto que representa. El conocimiento que tenemos del mundo está limitado por la estructura de nuestro sistema nervioso y la estructura del lenguaje. No experimentamos el mundo directamente, sino por medio de abstracciones, que configuran los mapas mentales con los que entendemos la realidad. Y cada uno tiene su propio mapa mental.

Si nos damos cuenta de esto, y si lo tenemos siempre presente, podremos dejar de identificarnos con nuestra forma de construir y de percibir la realidad, podremos relativizar la narración que nos contamos y la adicción a nuestros pensamientos. En la tradición budista, a la identificación ciega con los propios pensamientos y a la confusión que se desprende de ello se las llama «ignorancia». Una vieja historia ilustra bien este estado: un hombre sale un sábado noche con sus amigos de fiesta. Beben y beben alcohol de manera que, de madrugada, este hombre regresa a su casa en un estado de gran embriaguez. Delante de su casa hay un jardín. Al atravesarlo se encuentra con una serpiente larga y sinuosa. Corre al cuarto de herramientas, coge un hacha y ¡zas!, ¡zas!, ¡zas!, corta la serpiente en pedazos. Ya más tranquilo se va a dormir la mona. A la mañana siguiente se despierta con una terrible resaca. Desayuna algo y, para oxigenarse, decide regar el jardín. Cuando va a buscar la manguera, se la encuentra hecha pedazos: ¡no era una serpiente, sino la manguera de riego! ¡Cuántas mangueras de riego no habremos destrozado creyendo que eran serpientes peligrosas!

Práctica

Ahora puedes detener momentáneamente la lectura.

Por favor, cierra los ojos y haz tres respiraciones conscientes lentas y profundas.

Trae a tu mente la imagen de una persona que no te caiga bien, o con la que tengas algún conflicto. Toma claramente conciencia de la imagen mental que tienes de esa persona, de los rasgos que le atribuyes, y de las emociones que en ti despierta. Reconoce y acepta esas imágenes como lo que son: representaciones mentales sobre alguien. Puede que esa persona tenga algunas de las características que le atribuyes, pero date cuenta de que esa persona en su totalidad no es la imagen que tienes de ella. ¿La conoces en profundidad? ¿Conoces las circunstancias de su vida? ¿Te has preguntado por qué actúa como lo hace? ¿Has caminado en sus zapatos? Ábrete a la posibilidad de que tal vez la imagen que tienes de esa persona no se corresponda con lo que en verdad es.

Cuando hayas terminado, el tiempo que consideres oportuno, puedes retomar la lectura.

La experiencia y la narración sobre la experiencia

El mapa no es el territorio quiere decir que la narración mental que subjetivamente construimos sobre lo que estamos experimentando no es lo que estamos experimentando realmente. Cuando creemos más en la narración que en la experiencia, la confusión y la desorientación están servidas. El malestar surgido de la inadecuación de la narración con la experiencia corroe nuestro bienestar y puede conducirnos a estados graves de disociación: la experiencia es una cosa, el relato que hace la mente sobre ella es otra. Pero lo más preocupante es que nos sentimos más identificados con el relato mental que con la experiencia misma. Por eso decimos cosas tales como: «¡No es posible que esto me esté ocurriendo a mí!», «¡no es posible que yo esté sintiendo esto!». ¿Por qué decimos que no es posible? Porque lo que estamos viviendo o sintiendo no coincide con lo que nuestro relato subjetivo dice que deberíamos estar viviendo o sintiendo. La identificación con nuestros pensamientos y relatos es tan fuerte que deberíamos llamarla «adicción».

La adicción al pensamiento

Todos tenemos la experiencia de la tiranía de nuestros pensamientos. Nos decimos «yo pienso», pero en verdad deberíamos decir que los pensamientos nos piensan. Basta no querer pensar en algo para que los pensamientos sobre ello surjan con mayor intensidad. No solo no somos dueños de nuestros pensamientos, sino que somos sus esclavos. Los pensamientos obsesivos nos llevan y nos traen; nos tiran de una argolla invisible en la nariz como el vaquero a sus vacas. Las fijaciones en ciertas pautas mentales nos raptan y nos roban la libertad de pensar en otras cosas. Más que sujetos pensantes somos sujetos pensados, atrapados en las redes del pensamiento. No obstante, esta esclavitud no procede del exterior de nosotros, sino que brota de nuestras propias tendencias mentales, de nuestra adicción al pensamiento. Tomar conciencia de nuestra adición al pensamiento es fundamental si queremos liberarnos de ella.

Práctica

Ahora puedes detener momentáneamente la lectura.
Por favor, cierra los ojos y haz tres respiraciones conscientes lentas y profundas.
Toma conciencia de alguna situación o persona que te haya obsesionado en el pasado, o que te siga obsesionando en el presente, ya sea porque te provoca una atracción intensa o un rechazo fuerte. Reconoce y acepta el fuerte poder de atracción o repulsión que dicha imagen ejerce sobre ti.

Cuando hayas terminado, el tiempo que consideres oportuno, puedes retomar la lectura.

¿Cuál es la causa de la adicción al pensamiento?

El racionalismo francés surgido de la Ilustración tuvo y sigue teniendo una fuerte influencia en la manera de pensar y de pensarse de los occidentales actuales. De mayor o menor calidad, la mayoría de nosotros hemos recibido una educación racionalista. El filósofo francés René Descartes fue uno de los padres del racionalismo. Suya es la famosa frase «Pienso, luego existo». Esto es como decir que «existo porque pienso que existo». Primero pienso, después existo. Si no pensara que existo, no existiría. Por lo tanto, para existir realmente necesito pensar que existo.

Esto es como decir que el yo que creo ser, mi existencia, es un producto de mi pensamiento, de mi actividad mental, del relato que construye mi mente, del discurso mental. Es como decir que mi propia existencia es creada y mantenida por el diálogo interno de mi propia mente discursiva, que es la actividad de mi propia mente discursiva la que me hace existir. Antes que ser viviente soy ser pensante y, si soy un ser viviente, es porque pienso que lo soy. Esta forma de pensar se encuentra muy enraizada en los occidentales y constituye un paradigma de nuestra autopercepción.

La tradición budista enseña que la fuerza básica que nos mueve y nos hace querer vivir es la «sed de existencia» (*trisna*, en sánscrito; *tanha*, en pali), un impulso de protección y de afirmación de la propia existencia individual que permea e impulsa todas nuestras acciones y que puede ser identificada con el instinto de supervivencia. En las culturas fuertemente individualistas y racionalistas, como la nuestra, en la que la propia existencia individual es confundida con la representación mental que supone el concepto de «yo», esta sed de existencia se manifiesta como un apego e identificación con la imagen mental «yo» y con el pensamiento discursivo que la sustenta. Por lo tanto, caemos en una distorsión cognitiva en la que el pensamiento discursivo refuerza continuamente nuestra sensación de existir. Esto es: cuanto más pienso, mayor es mi sensación de ser yo, de existir. Para seguir existiendo necesito pensar que existo, necesito un relato que afirme incesantemente mi propia existencia; un relato centrado en el «yo, mí, me, conmigo» que funcione sin pausa en bucles cerrados.

La mente discursiva, impulsada por la sed de existencia, piensa, piensa y piensa, reforzando una narración ficticia en la que el «yo» es el protagonista, el director, el guionista, el cámara y el responsable de los efectos especiales. En esta situación, no pensar es como dejar de existir. Si no pienso, no existo. Por lo tanto, la mente discursiva se vuelve adicta al pensamiento, a la sensación de existencia que ella misma crea en un bucle neurótico.

Aunque en verdad nuestra existencia real no es la percepción de existir generada por la mente discursiva a través de la representación mental, nos volvemos adictos a una forma de pensamiento que afirma la percepción de autoexistencia. Identificamos nuestra existencia real con esa percepción construida.

Por ello, la práctica de la atención plena sobre las formaciones mentales es una cura de desintoxicación, un proceso de destete respecto al pensamiento discursivo neurótico. No somos los pensamientos que generan nuestra mente. Esos pensamientos forman parte de lo que somos en verdad, pero lo que realmente somos se encuentra más allá de la representación mental del yo. La práctica de la atención plena sobre los pensamientos nos permite dejar de alimentar el discurso mental en el que estamos habitualmente atrapados, nos ayuda a desidentificarnos de él y, finalmente, a liberarnos de él.

La meditación me aburre

Gracias a la meditación sedente practicada regularmente podemos ir más allá del ego, esa autoimagen mental y núcleo de la identidad. Por ejemplo, cuando aprendemos a concentrar la atención sobre el flujo respiratorio, uno de los primeros efectos es la disminución del flujo de pensamientos. La mente se va calmando natural y paulatinamente hasta llegar a momentos de sosiego e incluso de no pensamiento. Cuando esto sucede, es habitual que el ego reaccione: no quiere morir, no quiere sumergirse en la no existencia; por lo tanto, no quiere renunciar al pensamiento ni al relato que lo autoafirma. Y reacciona mediante el mecanismo de defensa del aburrimiento. Muchas son las personas que dicen que se aburren cuando empiezan a meditar. Permanecer sentadas tomando conciencia de la propia respiración les parece poco estimulante. El aburrimiento es la manera del ego de defenderse cuando la agitación mental se va calmando.

A través del aburrimiento se manifiesta la carencia, el «mono» que experimenta el ego cuando la mente discursiva se va calmando y se va desintoxicando de su adicción al pensamiento. La fase del aburrimiento es, pues, recurrente en el proceso meditativo. Debemos ver en él un signo de que estamos

recuperando la salud mental, de que nos estamos desintoxicando del pensamiento discursivo; pero es necesario atravesar el
aburrimiento y dejarlo atrás. Más allá del aburrimiento está la
verdadera paz, el descanso, el bienestar profundo que surge
cuando nos dejamos reposar en nuestro ser real.

Práctica

Ahora puedes detener momentáneamente la lectura.
Por favor, cierra los ojos y haz tres respiraciones conscientes lentas y
profundas.

¿Qué piensas de ti misma? ¿Cómo te defines? ¿Cómo te juzgas? ¿Cómo
te valoras? Toma conciencia de las imágenes mentales que aparecen
en tu campo de conciencia a modo de respuestas a estas preguntas.
Identifica claramente los rasgos de tu autopercepción. Date cuenta de
hasta qué punto identificas tu ser real con esas imágenes.

Ahora date cuenta de lo siguiente: tú no eres eso. Eso forma parte de
lo que tú eres, pero tú no eres solo lo que piensas que eres, tampoco lo
que piensan los demás que eres.
Esos pensamientos son nubes en el cielo. Tú eres el cielo completo.
Contempla tus pensamientos desde el punto de vista del cielo que los
abarca y los trasciende.

Cuando hayas terminado, el tiempo que consideres oportuno, puedes
retomar la lectura.

¿Pensar o no pensar?

Un día en el que el maestro zen Yaoshan estaba meditando, se le acercó un monje y le preguntó: «¿Cómo piensas cuando estás meditando?».

El maestro Yaoshan respondió: «Pienso sin pensar».

El monje volvió a preguntarle: «¿Cómo se piensa sin pensar?».

El maestro Yaoshan respondió: «No pensando».

Algunas personas creen, erróneamente, que meditar consiste en no pensar. Cuando meditan intentan no pensar; y lo que consiguen es pensar todavía más. Pensar en no pensar sigue siendo pensar en algo. No se puede llegar al no pensamiento a través del pensamiento. Aunque esto es cierto, la meditación budista no consiste en dejar la mente en blanco. No es ese el propósito. Pensar es algo natural, forma parte de nuestra naturaleza humana. La mente segrega pensamientos de la misma manera que el estómago segrega jugos gástricos. Ahora bien, cuando el estómago segrega *demasiados* jugos gástricos aparece la gastritis. Cuando la mente no para de generar pensamientos aparecen las obsesiones, las fijaciones, las neurosis y las ralladuras de coco.

La práctica de la atención plena aplicada a las formaciones mentales, durante la meditación sedente, nos enseña a mantener una relación sana con nuestros propios pensamientos. Esta actitud sana es el resultado del desarrollo de cinco cualidades o actitudes respecto a los pensamientos: 1) enfoque; 2) concentración; 3) ecuanimidad; 4) libertad interior, y 5) observación. Veámoslas con más detalles:

1. *Enfoque*. Después de haber decidido que, durante la meditación, el campo de la atención serán las formaciones mentales, la enfocamos exclusivamente sobre ellas.

2. *Concentración*. La concentración viene dada por la persistencia del enfoque. No basta con enfocar un momento o dos. Debemos perseverar en el enfoque de forma que nada nos distraiga, ni desvíe nuestra concentración. Esto es, debemos permanecer al acecho sin permitir interferencia alguna.

3. *Ecuanimidad*. Significa no tomar partido por ni contra ningún pensamiento o imagen mental. Ni apegarse a ellos ni rechazarlos. Simplemente dejarlos estar tal y como aparecen.

4. *Desidentificación o libertad interior*. Tú no eres esos pensamientos que aparecen en tu campo de conciencia, sean cuales sean. No eres tú quien los piensa; sencillamente aparecen. Considéralos como nubes en el cielo que vienen, permanecen un tiempo y después desaparecen. Tú no eres esas nubes. Eres el cielo que las contiene, un espacio ilimitado en el que las nubes aparecen y desaparecen.

5. *Observación*. Observa intencionalmente esos pensamientos. Toma conciencia de ellos, de sus características, atributos y cualidades. Practica la observación de un pensamiento o de una cadena de pensamientos durante el tiempo necesario y con la intensidad adecuada para que aparezca la

conciencia clara de ellos. Después, deja que desaparezcan e inicia de nuevo el ciclo con algún otro pensamiento o imagen mental.

Práctica

Ahora puedes detener momentáneamente la lectura. Por favor, cierra los ojos y haz tres respiraciones conscientes lentas y profundas.

Aplica durante unos minutos el enfoque, la concentración, la ecuanimidad, la libertad interior y la observación a las formaciones mentales que aparezcan en tu campo de conciencia.

Cuando hayas terminado, el tiempo que consideres oportuno, puedes retomar la lectura.

La práctica de la atención plena sobre las formaciones mentales debe ser desarrollada durante la meditación sedente regular y durante la vida cotidiana.

En el manual de práctica de la semana 4 del curso básico *on line* (véase capítulo 5) encontrarás instrucciones precisas para llevar a cabo la práctica de la atención plena sobre los contenidos mentales.

5. Quinto soporte: la atención plena abierta, empática y compasiva

Como vimos al principio de este capítulo, en el MBTB desarrollamos tres dimensiones de la atención plena: atención plena enfocada, abierta y empática.

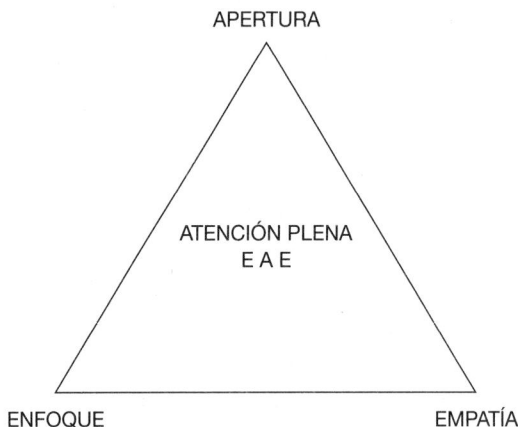

APERTURA

ATENCIÓN PLENA
E A E

ENFOQUE   EMPATÍA

Las tres dimensiones de la atención plena correcta.

Estas tres dimensiones son simultáneas y concomitantes. Aun así, una de ellas puede ser la más adecuada o necesaria en un momento dado de la práctica o en una situación dada. En el entrenamiento MBTB, estas tres dimensiones son cultivadas progresivamente. Comenzando con la atención plena enfocada, seguimos con la atención abierta y, por último, pero no menos importante, nos aplicamos al desarrollo de la atención empática y compasiva. Una vez que se ha completado el entrenamiento inicial, cada persona tiene la libertad de centrarse más en una dimensión u otra, según sus necesidades del momento y su estado interno. Cuando las tres dimensiones son desarrolladas de forma simultánea y concomitante, conducen al estado de conciencia clara o conciencia plena.[21]

En definitiva, la práctica de la atención plena, tal y como se enseña en el MBTB, consiste en cultivar una atención enfocada, abierta, empática y compasiva, en todas las situaciones y en todos los momentos de nuestra vida.

La importancia de la atención abierta

El movimiento mindfulness moderno no da mucha importancia a la atención abierta. Casi podríamos identificar este tipo de mindfulness con una técnica de *focusing* o de concentración, si bien es cierto que en ocasiones algunos autores hablan de atención abierta.

En la tradición budista, sin embargo, la atención enfocada es solo un entrenamiento previo, un requisito necesario para que la conciencia acceda y se instale en un estado de atención abierta, el cual es la base y la condición *sine qua non* de la empatía y de la compasión, así como de la liberación de toda forma de sufrimiento, entre ellas, el estrés.

Para valorar la importancia de la atención abierta tenemos que comprender algunos detalles básicos del proceso cognitivo.[22]

El proceso de asimiento cognitivo[23] como polarización dualista

La conciencia ordinaria es el fruto del proceso cognitivo mediante el cual se toma conciencia de algo. Solo se puede hablar de conciencia como «conciencia de algo».

La conciencia ordinaria se constituye en el proceso dinámico a través del cual la cognición –o asimiento cognitivo– conforma un objeto, toma conciencia de él, conceptualizándolo y creando una representación mental, como hemos visto en el soporte anterior. Se trata, pues, de un proceso cognitivo representacional. Esta «toma de conciencia» o «concienciación» es un asimiento cognitivo en el que se produce una polarización: el asimiento cognitivo proyecta la experiencia de un objeto exterior y, al mismo tiempo, introyecta la experiencia de un sujeto interior, dando lugar a la dualidad sujeto/objeto. Ambas formaciones mentales son asimientos cognitivos y ninguno de los dos tiene más realidad que el otro.

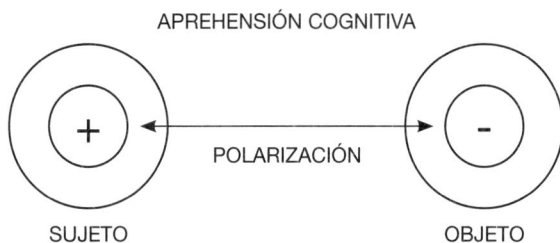

APREHENSIÓN COGNITIVA

$+$ ← POLARIZACIÓN → $-$

SUJETO   OBJETO

La conciencia ordinaria como polarización sujeto-objeto.

La aprehensión cognitiva es simultánea y concomitante a la dualidad sujeto/objeto. Aprehensión cognitiva y dualidad sujeto/objeto se cocrean o coemergen al mismo tiempo. Dicho de otra manera, la conciencia sujeto-objeto es la aprehensión cognitiva, y viceversa.

La conciencia ordinaria aprehende lo que percibe mediante una representación mental hecha de formas y de nombres, construyendo así una representación del instante presente, a modo de mapa del territorio de la realidad. Y sobre el territorio de la realidad presente proyecta su mapa, construido con sus propias representaciones, con sus nombres y formas.

De forma que lo que la conciencia ordinaria percibe son sus propias representaciones mentales. En este proceso cognitivo, las representaciones proyectadas aparecen como «objetos», y las representaciones introyectadas surgen como «sujeto». Es decir, los objetos percibidos como «exteriores» y el sujeto percibido como «interior» aparecen al mismo tiempo.

Sujeto observador y objeto observado surgen en relación el uno con el otro, determinándose recíprocamente. Ambos son relativos e interdependientes. Son como los dos polos de una polaridad electromagnética que solo existen por su relación recíproca. Dicho de otra manera: la aprehensión cognitiva engendra simultáneamente objeto y sujeto, observador y observado, quien concibe y lo concebido. La concepción misma (la aprehensión cognitiva) es la que concibe la dualidad.

El sujeto y el objeto coemergen de esta forma, uno con el otro, uno en relación con el otro, en un condicionamiento recíproco e interdependiente. No obstante, este proceso de aprehensión cognitiva opera de tal forma que la conciencia que concibe –la cual inicialmente es una «simple observación sin observador»– se desarrolla hasta constituirse en un «ego» o «yo» individual.

Esta conciencia de «yo» es alimentada, sostenida y estabilizada gracias a las relaciones emocionales que el sujeto emergente va trenzando con «su mundo» y con los seres que en él habitan (madre, padre, hermanos, familiares, entorno, etc.).

El siguiente esquema representa esta emergencia:

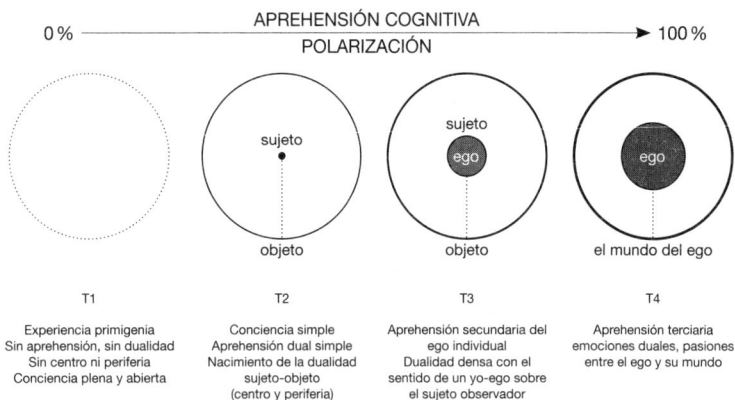

La emergencia de la conciencia según la intensidad de la aprehensión cognitiva

Estos cuatro tiempos resumen la emergencia de la conciencia sujeto-objeto y, finalmente, la conciencia del «yo» y de «su mundo»:

Tiempo 1. Estado primigenio

En su estado original anterior a cualquier aprehensión cognitiva, la conciencia permanece en su estado primigenio, en el que no hay centro ni periferia, ni sujeto ni objeto, ni sujeto observador ni objeto observado. Es un estado de observación sin observado y de aprehensión cognitiva cero.

Tiempo 2. Aprehensión primaria o simple

En esta fase, la conciencia capta las formas de las cosas sin hacer juicio de ellas o sin afirmar ni negar. Aparece de forma simple la dualidad observador-observado, centro y periferia.

Tiempo 3. Aprehensión secundaria

El simple observador de la fase anterior cristaliza en una nueva formación mental: el yo-sujeto-interior, la cual, a modo de nube, opaca la observación sin observador primigenia, dando lugar a un «centro». Simultáneamente, las proyecciones construyen y solidifican las formaciones mentales objetos-exterior, reforzando el sentido de periferia.

Tiempo 4. Aprehensión terciaria

La formación mental «yo-ego» se amplifica y se solidifica aún más, así como las formaciones mentales «objetos». Las relaciones duales se intensifican: entre el «yo-ego» y «su mundo» de proyecciones se desarrollan aprehensiones terciarias: relaciones de atracción, de rechazo, de indiferencia cuyos componentes producen todas las pasiones duales, conflictivas. Este es el estado ordinario o común de conciencia.

En la tradición budista, la fijación de la conciencia en la dualidad sujeto-objeto es la forma básica de la ignorancia y la causa principal del dolor y el sufrimiento. Por lo tanto, si queremos liberarnos del dolor y el sufrimiento, tenemos que operar el proceso contrario a la aprehensión cognitiva que polariza el campo de experiencia en sujeto/objeto.

El proceso de desasimiento o despolarización

El proceso de despolarización o desasimiento (véase la siguiente ilustración) sigue la dirección contraria a la que hemos visto. Parte de la conciencia ordinaria y se dirige al estado de conciencia primigenio, va de lo que «creemos ser» a «lo que realmente somos», del yo ilusorio al ser real.

El estado final de este proceso es tanto un estado de salud como un estado de despertar. Este estado surge paulatinamente de la práctica de la atención plena abierta. A este estado se le llama en las distintas escuelas budistas «estado natural», «presencia inmediata», «clara luz del ser», «rostro original» o «naturaleza de Buddha».

La práctica de la atención plena abierta es un proceso de desvelamiento del estado natural que se resume en una despolarización, un desasimiento, o una disolución de la aprehensión dual. Este proceso tiene lugar principalmente durante la práctica de la meditación sentada, aunque, una vez incorporado

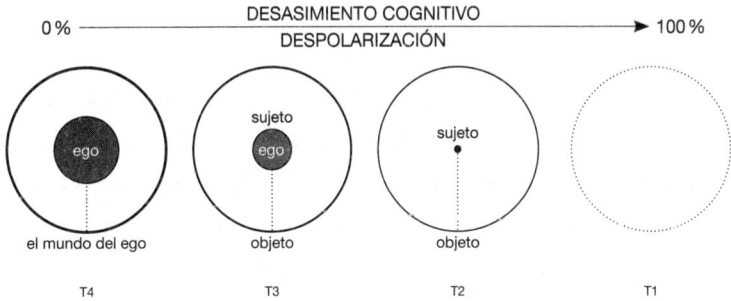

Disolución de la conciencia dual o desasimiento cognitivo.

como hábito, es posible experimentarlo también durante la vida cotidiana.

Invirtiendo el sentido del esquema 2, partimos del estado ordinario de conciencia centrado en el ego y en su mundo, con sus experiencias de atracción, rechazo e indiferencia (T4). Gracias a la práctica y al entrenamiento de la atención plena abierta aprendemos a despolarizar nuestras percepciones, a desarrollar la ecuanimidad frente a las formaciones mentales y a disolver paulatinamente los asimientos o aprehensiones cognitivas, desde las más intensas a las más sutiles, hasta experimentar finalmente el T1, la experiencia inmediata de despertar.

Esta experiencia de desasimiento es el propósito de la práctica en la tradición budista. En la tradición Zen se la conoce como *shijin datsu raku,* en japonés: desprendimiento o desasimiento del cuerpo-mente. Este estado de despertar (*bodaishin,* en japonés) es considerado como el estado más sano y saludable.

El estado natural

La práctica de la atención plena abierta es una meditación natural que conduce al estado natural de todo ser humano, a nuestra verdadera naturaleza; en este sentido es universal. Gracias al desasimiento que se produce con su práctica, la atención abierta despolariza el proceso cognitivo de la conciencia dual, realizando así un estado de plena presencia natural. La plena presencia es natural en el sentido de que no consiste en fabricar algo nuevo, sino en permitir que se disuelvan los velos construidos artificialmente por los diferentes niveles de la aprehensión cognitiva dual. A medida que se va produciendo este desvelamiento, va emergiendo el estado natural innato. Este estado natural innato es no dual, naturalmente abierto, claro y bueno, naturalmente empático y compasivo, altruista y sin artificio. Es el buen fondo que todos somos. Es nuestra naturaleza de Buddha, el estado del Buddha innato, nuestra naturaleza original.

La práctica de la atención plena abierta no consiste, pues, en producir artificialmente ciertas cualidades, sino en descubrir las que se manifiestan naturalmente cuando nos encontramos en un estado abierto y distendido, es decir, cuando la aprehensión cognitiva dual ha sido relajada. Es, pues, suficiente con relajarse en un estado de gran apertura para que las cualidades de la plena presencia emerjan de forma espontánea. Generalmente estas cualidades están veladas, ocultas, por el funcionamiento dual de la conciencia ordinaria.

Desvelando el estado natural

Para ilustrarlo, tomemos el ejemplo de un paisaje como metáfora del estado natural. Al principio, este paisaje está oculto por una espesa capa de bruma y de nubes. Oscurecido por la bruma y las nubes, el paisaje se presenta ante nuestra percepción como algo sombrío, cerrado, con visibilidad reducida. Su belleza natural, así como sus cualidades, no se transparentan. Entonces llega el aliento de un viento suave que disipa progresivamente la bruma y las nubes. Este viento es la práctica de la atención plena abierta. Cada vez hay más visibilidad. El entorno se va aclarando, el horizonte se amplía y se comienzan a distinguir las cualidades del paisaje. En un cierto momento, puede aparecer un claro, un instante luminoso durante el cual el velo de las nubes se abre por un momento para volver a cerrarse después. Pero, a medida que el velo de las nubes se va disipando, la luz y el calor aumentan. Finalmente, cuando todas las nubes se han desvanecido, el paisaje se revela en toda su claridad, apertura y cualidades; y entonces podemos contemplar su esplendor.

A pesar de que las cualidades del paisaje estaban ahí desde el principio, aunque veladas, no podíamos percibirlas. De la misma forma, las cualidades del estado natural están presentes desde el origen, pero inicialmente ocultas o veladas. La práctica de la atención plena abierta es como el aliento del viento que poco a poco disuelve las nubes de la aprehensión dual y desvela la belleza del paisaje de la plena presencia. Las cualidades de luz y calor que emergen cuando los velos se han disipado son las metáforas de la sabiduría y la compasión, que aparecen al mismo tiempo que la multiplicidad de cualidades del paisaje, que son sus aspectos.

La práctica de la atención plena abierta es, así, un proceso de desvelamiento de las cualidades innatas de nuestro estado natural, la experiencia directa, primordial, de nuestra naturaleza fundamental, de nuestro buen fondo.

Atención plena abierta durante la meditación sentada

La práctica de la atención plena abierta incluye dos aspectos: 1) la expansión del campo de conciencia hasta abarcar la totalidad del campo de experiencia, y 2) la disolución de toda aprehensión cognitiva.

1. La práctica de la meditación en atención plena abierta presupone que el practicante se ha entrenado previamente en la meditación de atención enfocada, usando los soportes del cuerpo-respiración, sensaciones, estados emocionales y formaciones mentales. La capacidad de enfoque y concentración (antídotos para la dispersión y la distracción) es una condición *sine qua non* para la práctica de la meditación en atención plena abierta. De esta forma, metódica y paulatinamente, el practicante va tomando una conciencia cada vez más clara de lo que experimenta en el ámbito de cada uno de los cuatro soportes iniciales. Su campo de conciencia –aquello de lo que es consciente– coincide cada vez más con

su campo de experiencia –todo aquello que experimenta–. Desarrollando la atención enfocada, el practicante va adquiriendo la capacidad de enfocar y concentrarse en cada uno de los contenidos de su campo de conciencia, alcanzando una conciencia clara de los contenidos de cada soporte: conciencia corporal, conciencia de la respiración, de las sensaciones, de los estados emocionales y de las formaciones mentales. Aprende a percibir cada árbol y cada arbusto del bosque. Esta capacidad de enfoque y concentración es parecida al efecto *zoom* de acercamiento del Google Earth: podemos enfocar de cerca un área específica de nuestra experiencia y tomar una clara conciencia de ella. Esto es lo que proporciona la práctica de la atención plena enfocada.

Una vez adquirida esta habilidad, la práctica de la atención plena abierta desarrolla la apertura y la expansión del campo atencional a la totalidad de su campo de experiencia. El foco se abre hasta abarcar el bosque completo. Esto es parecido al efecto *zoom* de alejamiento del Google Earth. La atención plena enfocada proporciona más precisión en el detalle pero menos amplitud. La atención plena abierta permite más amplitud pero menos precisión. El practicante completa así su capacidad de enfoque con la capacidad de apertura y amplitud y aprende a aplicar el *zoom* de su atención según sus necesidades del momento y según las circunstancias, alternando enfoque y apertura y regulando ambas formas de atención en el grado necesario para cada momento y circunstancia.

Esto es parecido a la visión del águila. El águila permanece suspendida o volando suavemente en grandes círculos en la vastedad del cielo con una visión panorámica o global. En el momento en que observa algún movimiento, tiene la capacidad de enfocar y de concentrarse en un detalle pequeño con gran agudeza. Si considera que dicho movimiento no es significativo, regresa naturalmente a la visión panorámica. Si considera que es algo que debe ser examinado con mayor precisión, se acerca y sostiene su concentración sobre ello.

2. La expansión del campo de conciencia y su alternancia con una concentración sostenida es solo uno de los dos aspectos de la práctica de la atención plena abierta. El otro consiste, como hemos visto, en la disolución de la aprehensión cognitiva. No importa cuál sea el contenido de la experiencia del que el practicante está tomando conciencia, aprende a considerarlo como una aprehensión cognitiva, una percepción parcial y limitada que debe aprender a soltar y a desapegarse de ella. Finalmente, la culminación de la práctica de la atención plena abierta no viene dada tanto por la expansión del campo de conciencia como por la disolución de cualquier forma de cognición. La verdadera expansión se produce cuando nos damos cuenta de que las nubes mismas son el cielo ilimitado, cuando experimentamos la disolución de cualquier nube-cognición en la vacuidad de su propia naturaleza.

En el manual de práctica de la semana 5 del curso básico *on line* (véase capítulo 5) encontrarás instrucciones precisas para llevar a cabo la práctica de la atención plena abierta y compasiva.

Atención plena abierta durante la vida cotidiana

En el entrenamiento MBTB, la práctica de la atención plena no es una mera técnica de concentración para realizar en momentos puntuales, sino una actitud permanente en la vida cotidiana. Todo lo que hacemos, desde que nos levantamos hasta que nos acostamos, debe ser objeto de la atención. Ponemos especial énfasis en desarrollar la atención en armonía con las prácticas coadyuvantes, ya que solo en el marco de estas prácticas la atención plena despliega su potencial máximo de despertar y transformación personal.

La atención plena aplicada a la visión correcta

La pregunta es: ¿tengo una visión correcta sobre mí mismo, sobre los demás y sobre las situaciones y acontecimientos de la vida cotidiana? En la tradición budista, la visión correcta plenamente desarrollada es sinónimo de despertar y de sabiduría. Aun cuando nuestro propósito no sea ese, el MBTB propone cuatro referencias que nos ayuden a tomar conciencia de nuestra manera de ver las cosas. Definimos la visión correcta como aquella que nos permite tomar conciencia de la transitoriedad, de la interdependencia, de las causas y los efectos, y del bienestar o malestar en nosotros y en los demás.

1. *Conciencia de la transitoriedad.* Todos los fenómenos, las situaciones, las experiencias y las circunstancias son transitorias. No duran eternamente. Los pensamientos, las sensaciones, los estados emocionales aparecen, permanecen un cierto tiempo y terminan por desaparecer. Atribuir una existencia permanente o afligirse por el cambio y la transformación es causa de dolor y sufrimiento. Las preguntas son: ¿soy consciente de que la realidad es cambio y transformación?, ¿soy consciente de mi resistencia al cambio? Para que puedas responderte a estas preguntas, necesitas centrar la atención en tu visión del cambio y la transitoriedad, así como en la actitud que asumes frente a ellos.

2. *Conciencia de la interdependencia.* Los fenómenos, las situaciones, las experiencias y las circunstancias no surgen de sí mismas de forma espontánea, sino que se producen debido a una vasta red de relaciones y acontecimientos interdependientes, tanto del pasado como del presente. La pregunta es: ¿soy consciente de ello?

3. *Conciencia de las causas y de los efectos.* Los fenómenos, las situaciones, las experiencias y las circunstancias aparecen siempre como frutos de causas presentes o pasadas y, a su vez, son las causas de efectos que se manifiestan en el presente y en el futuro. Respecto a cualquier situación determinada, la pregunta es: ¿soy consciente de ello?

4. *Conciencia del bienestar o del malestar.* Los fenómenos, las situaciones, las experiencias y las circunstancias son suscep-

tibles de generar bienestar o malestar en nosotros mismos o en los demás. ¿Soy consciente de ello?

La atención plena aplicada a la intención correcta

Detrás de todo pensamiento, palabra o acción corporal hay una intención. En el MBTB, definimos la intención correcta como aquella impregnada de bondad, compasión, alegría por el bien de los demás y ecuanimidad, así como por la ausencia de codicia, aversión e indiferencia.

La práctica es tomar conciencia de si, en nuestra intención, hay presencia o ausencia de bondad, compasión, alegría por el bien de los demás, ecuanimidad, codicia, aversión e indiferencia.

Si nuestra intención está guiada por actitudes saludables, nos regocijamos en ello, y, si está teñida de actitudes insanas, nos aprestamos a transformarlas siguiendo las prácticas de transformación emocional.

La atención plena aplicada a la palabra correcta

La palabra es un poderoso don que nos define como humanos; con ella podemos crear realidades beneficiosas para nosotros mismos y los demás, o podemos destruir, dañar y matar. En el MBTB consideramos palabra correcta aquella que es veraz, amable, suave, coherente y pacificadora. Y, por el contrario, consideramos incorrecta la palabra que es falsa, dura, agresiva, frívola y conflictiva. La práctica de la atención plena consiste en centrarla en el uso que hacemos de la palabra en cada momento y circunstancia de nuestra vida cotidiana.

La atención plena aplicada a la acción corporal correcta

El poder de transformar la realidad a través de la acción corporal es impresionante en los seres humanos. Podemos hacer tanto el bien como el mal a través de la acción del cuerpo. En el MBTB consideramos que la acción corporal correcta es aquella que procura bienestar y felicidad a uno mismo y a los demás. Por lo tanto, aplicamos la atención plena sobre nuestro comportamiento para tener una clara conciencia de si lo que hacemos es realmente beneficioso para nosotros mismos y para los demás o no.

La atención plena aplicada al modo de vida correcto

Casi todos tenemos que ganarnos el sustento. Necesitamos trabajar para conseguir el poder adquisitivo que nos permita después satisfacer nuestras necesidades. El modo de vida correcto hace referencia a: el tipo de trabajo que desempeñamos; el uso de los bienes materiales de los que disponemos; la relación entre el dar y el recibir.

Con respecto al trabajo. ¿En qué consiste nuestro trabajo? ¿Es una tarea beneficiosa –en sentido amplio– para uno mismo y para los demás o es un trabajo que me daña y daña a los demás de alguna forma?

Con respecto a los bienes materiales. ¿Qué uso estoy haciendo de los bienes materiales de los que dispongo? ¿Estoy haciendo un uso responsable y ético, o no?

Con respecto al dar y al recibir. De una forma u otra, ya sea como compensación por el trabajo o como donación generosa, todos recibimos innumerables dones de la vida, como la vida misma por ejemplo. ¿Doy tanto como recibo? ¿Recibo tanto como doy?

La atención plena aplicada al modo de vida correcto nos permite ser más conscientes de nuestra relación con nuestra manera de conseguir y de usar los bienes materiales.

La atención plena aplicada al esfuerzo correcto

El esfuerzo forma parte de nuestra existencia. Nada real puede conseguirse sin esfuerzo. La redacción de este texto y su lectura por parte del lector requieren un cierto esfuerzo. La misma práctica de la atención plena requiere esfuerzo, pero ¿qué clase de esfuerzo? Un esfuerzo tranquilo y sostenido a lo largo del tiempo. Tranquilo quiere decir sin sobresfuerzo; continuado significa no tener arrancadas de caballo y paradas de burro.

La atención plena aplicada a la atención plena correcta

Como hemos visto, la atención plena correcta es aquella que es desarrollada en armonía con las demás prácticas coadyuvantes. Es decir: aplicamos la atención plena a nuestra visión; a la intención con la que actuamos, hablamos y pensamos; a las palabras que pronunciamos; a las acciones del cuerpo; a nuestro modo de vida; al esfuerzo que hacemos o no hacemos; al hecho mismo de estar atentos o no; a la meditación sedente. Cuando nuestra atención plena es aplicada a estos aspectos de nuestra vida y cuando tratamos de vivir de acuerdo a ellos, estamos practicando la atención plena correcta.

La atención plena aplicada a la meditación correcta

En el entrenamiento MBTB practicamos distintas formas de meditación según el momento y la fase en que nos encontremos. Las cualidades básicas de la meditación correcta son, no obstante, comunes a todas ellas. Estas cualidades podrían ser resumidas así:

En la meditación de atención plena enfocada:

1. Enfoque y concentración sobre el soporte que se está trabajando (*samatha*).
2. Observación de los contenidos del soporte (*vipassana*).
3. Indagación u observación persistente de los contenidos del soporte (*vitakka*).
4. Evaluación enjuiciativa o discernimiento sobre lo que se está experimentando *(viçara)*.
5. Diferenciación cognitiva y desidentificación emocional de los contenidos del soporte sobre el que se está trabajando *(vivekajam)*.
6. Esfuerzo continuado *(attapa)*.
7. Conciencia clara o plena conciencia de los contenidos del soporte que se está trabajando *(sampajanna)*. Esta conciencia plena del objeto es el resultado y el fruto maduro del cultivo de la atención plena correcta en la totalidad de las seis cualidades anteriormente nombradas.

En la meditación de atención plena abierta:

1. Amplitud del campo de conciencia, conciencia panorámica.
2. Desasimiento de todas las formaciones mentales.
3. Libertad interior respecto a cualquier formación mental.

En la meditación de atención plena empática:

1. Disolución de la dualidad yo-tú, yo-lo otro.
2. Estado de empatía y de compasión hacia todos los seres vivos.

A medida que vamos progresando en el desarrollo de estas cualidades, nos acercamos cada vez más a la meditación correcta.

Atención plena empática

En el MBTB, la tercera dimensión de la atención plena, como ya hemos dicho, es la empatía. La práctica de la atención plena abierta nos conduce al estado primordial en el que ya no aparecen el observador y lo observado polarizados dualmente. En el estado de máxima apertura y de disolución de las aprehensiones cognitivas, el mundo de ahí fuera es idéntico al mundo de aquí dentro: una totalidad sin centro ni periferia. De este estado surge naturalmente la empatía y la compasión. Desde este punto de vista, la empatía no es una nueva construcción mental, no es un imperativo ético, ni un ideal que debamos alcanzar. No es una capa de pintura que nos ponemos para ser éticamente bellos, sino el estado natural, el fondo de nuestro ser, que emerge cuando las formaciones mentales ilusorias son disueltas.

El estado de desasimiento, de desaprensión cognitiva, de superación de la polarización sujeto-objeto, nos conduce a una experiencia de participación, de comunión con los demás y con el mundo. La disminución de la dualidad sujeto-objeto, yo-tú, nosotros-ellos, es proporcional a la apertura e inversamente proporcional al asimiento. Dicho de otra manera, mientras menor es el asimiento, menor es la dualidad y mayor la apertura. Y por supuesto a la inversa, mientras mayor es el asimiento, mayor es la dualidad y menor es la apertura y la participación. La atención plena empática es la apertura participativa que se vive al disolver el asimiento dual. Esta forma de atención surge de la simbiosis de la atención plena enfocada y la atención plena abierta. La disminución de la dualidad conlleva una participación cada vez más plena del observador en lo observado, del sujeto en el objeto. Dicha experiencia de participación, de comunión, reduce el sentimiento de separación. Desasida del yo sujeto, la atención plena abierta se convierte naturalmente en atención empática compasiva.

Empatía y compasión son estados distintos. La empatía es el fundamento de la compasión. Empatía es receptividad hacia el otro, participación en su realidad. Cuando el otro se halla en un estado de dolor o sufrimiento, la empatía se vuelve más profunda y se convierte en compasión. Compasión es ser receptivo al sufrimiento del otro. Desde la compasión se genera la benevolencia, el deseo de que el otro se libere de su sufrimiento. Y esa benevolencia se convierte en disponibilidad para ayudar. Podríamos definir la empatía como receptividad y la compasión como disponibilidad; ambas son la base del altruismo.

Las fórmulas del sufrimiento y de la felicidad[24]

La experiencia del desasimiento (desapego) (D) no es otra cosa que la liberación del estrés y el sufrimiento (S).

El sufrimiento y el apego son directamente proporcionales:

(S = A): «Sufrimiento es igual a apego».
(A = S): «Apego es igual a sufrimiento».

El desapego y el sufrimiento son inversamente proporcionales:

(+ D = - S): «A mayor desapego, menor sufrimiento».
(- S = + D): «A menor sufrimiento, mayor desapego».

El apego y el ego son directamente proporcionales:

(+ A = + E): «A mayor apego, mayor ego».
(+ E = + A): «A mayor ego, mayor apego».

El desapego y el ego son inversamente proporcionales:

(+ D = - E): «A mayor desapego, menor ego».
(- E = + D): «A menor ego, mayor desapego».

El ego y el sufrimiento son directamente proporcionales:

(+ E = + S): «A mayor ego, mayor sufrimiento».
(- E = - S): «A menor ego, menor sufrimiento».

El egoísmo (EG) y el altruismo (AL) son inversamente proporcionales:

(+ EG = - AL): «A mayor egoísmo, menor altruismo».
(- EG = + AL): «A menor egoísmo, mayor altruismo».

El altruismo y la felicidad son directamente proporcionales:

(+ AL = + F): «A mayor altruismo, mayor felicidad».
(+ F = + AL): «A mayor felicidad, mayor altruismo».

La fórmula completa del sufrimiento:

(+ A = + E = + EG = + S): «Más apego es igual a más ego. Más ego es igual a más egoísmo. Más egoísmo es igual a más sufrimiento».

La fórmula completa de la felicidad:

$(+ D = - E = + AL = + F)$: «Más desapego es igual a menos ego. Menos ego es igual a más altruismo. Más altruismo es igual a más felicidad».

Considere el lector estas fórmulas no como dogmas absolutos que deban ser aceptados o rechazados sin más, sino como hipótesis de trabajo que deben ser corroboradas por la propia experiencia en la vida cotidiana. Detrás de su aparente simplicidad, estas fórmulas encierran una verdad profunda.

Resumen del entrenamiento MBTB

Partiendo del estado de dispersión mental, malestar y estrés en el que la mente está atrapada en sus propias representaciones, impulsos y deseos, condicionada por la aprehensión cognitiva y por la polarización dualista sujeto/objeto, el practicante de MBTB se entrena siguiendo fases específicas:

1. En primer lugar, cultiva la atención plena enfocada; la mente comienza a ordenarse y a clarificarse interiormente: toma conciencia de los contenidos de las experiencias corporal, sensorial, emocional y mental. Se hace familiar con sus propias representaciones. En esta fase continúa aún la aprehensión cognitiva ordinaria y la polarización o dualidad sujeto-objeto, aunque cada vez más distendida.

2. Sigue con el cultivo de la atención plena abierta: la mente comienza a entrenarse en el desasimiento, la disolución de la aprehensión cognitiva y de la polarización dualista sujeto-objeto, al mismo tiempo que se expande el campo de conciencia. Comienza a experimentar el estado primordial y a disolver los nudos asociados a la contracción egocéntrica.

3. Del estado de atención plena abierta y, gracias también a la práctica de la meditación de los cuatro grandes estados emocionales saludables, va surgiendo paulatinamente la atención plena empática: cada vez más despolarizada de la dualidad sujeto-objeto, la mente se abre a la empatía, de la que surgen la compasión y el altruismo.

4. Por último, la mente se estabiliza cada vez más en un estado de plena presencia, en el que la atención plena enfocada, la atención plena abierta y la atención plena empática, practicadas simultánea o alternativamente, generan una expansión cada vez mayor de la compasión y del altruismo, tanto en la meditación sedente como en la vida cotidiana.

5. Curso básico *on line*

La atención plena no es una teoría ni un conocimiento intelectual, sino una experiencia que se estabiliza mediante la práctica y el entrenamiento.

Para iniciarse en la práctica del MBTB lo mejor es realizar un curso básico de 5 semanas. Existen dos modalidades: presencial y *on line*.

CBOL presenciales

Los CBOL presenciales son impartidos por monitores (MAP) certificados por la Escuela de atención plena (EAP). Consisten en cinco clases grupales, cinco semanas de práctica individual, monitorizada y tutorizada por el MAP, y un retiro intensivo de un día en grupo.

Cada clase dura aproximadamente dos horas y media. En cada una de ellas, el monitor presenta la introducción a la práctica correspondiente de la semana, dirige las meditaciones indicadas, responde a las preguntas y las dudas de los alumnos, entrega el material apropiado y expone las prácticas que los alumnos deben realizar a lo largo de la semana. Cada semana los alumnos practican meditaciones con el apoyo de audios correspondientes a cada uno de los cinco soportes. Cualquier duda o dificultad puede ser compartida con el monitor a través del correo electrónico.

Los alumnos registran sus prácticas en la plataforma *on line* de la EAP y llevan un diario cualitativo de sus experiencias.

Una vez transcurridas las cinco semanas de práctica, el monitor convoca a los alumnos a un retiro intensivo de ocho horas, por lo general en un entorno de silencio, en el que se asientan las prácticas y se trazan las líneas que se deberán seguir una vez finalizado el curso.

Los alumnos contribuyen económicamente cubriendo los gastos de organización del curso y corresponden a la generosidad del monitor con una donación anónima en un sobre cerrado al final de cada encuentro o al final del curso.

En la página web de la EAP puede encontrar el lector la relación de CB5S convocados y las ciudades en las que se imparten.

Aquellas personas que no tienen la oportunidad de realizar un CB5S presencial pueden hacerlo *on line* a través de la plataforma de la EAP.

¿Cómo funciona el curso básico *on line*?

Después de matricularse, el alumno tiene acceso al material de la primera semana.

Semana 1. Atención plena al cuerpo y a la respiración

Paso 1. Lectura de la exposición teórica. En un pdf se exponen los principios teóricos básicos para la comprensión de la práctica de esta semana.

Paso 2. Lectura del manual de práctica. En un pdf se recogen indicaciones detalladas sobre las prácticas de esta semana, que son:

a) Meditación sedente por la mañana (10 min), durante siete días consecutivos.

b) Meditación sedente por la tarde (10 min), durante siete días consecutivos.

c) Recorrido corporal corto cada noche (15 min), durante siete días consecutivos.

d) Alertas al cuerpo y a la respiración. Dos alertas al día de 5 minutos cada una, durante siete días consecutivos.

Tutorización. A cada alumno se le asigna un MAP –monitor de atención plena– certificado por la EAP. El alumno puede consultarle por correo electrónico cualquier duda sobre la teoría expuesta y la práctica indicada.

Paso 3. Test de comprensión. El alumno cumplimenta un test que le permite conocer su grado de comprensión. Este test es sencillo y una buena lectura atenta de la exposición teórica y del manual de práctica es suficiente para retener sus principios esenciales.

Paso 4. Audios. El alumno tiene acceso a los audios correspondientes a la semana 1.

Paso 5. Siete días consecutivos de práctica. El alumno sigue la práctica durante siete días consecutivos.
    Tiempo total de práctica diaria requerido: 45 min
    Tiempo total de práctica semanal requerido: 5 h 15 min

Paso 6. Registro de la práctica. Este paso es simultáneo al anterior. El alumno registra cada día la práctica realizada.

Paso 7. Calificación semana 1. Al cabo de siete días consecutivos de práctica, el programa emite la calificación, teniendo en cuenta el test de comprensión y la regularidad de la práctica. Al alumno que supera el nivel mínimo exigido se le da acceso a la semana 2. De lo contrario, se le invita a volver a realizar la semana 1.

Semana 2. Atención plena a las sensaciones

Paso 1. Visualización de los vídeos explicativos o escucha de los audios. Lectura de la exposición teórica. En un pdf se exponen los principios teóricos básicos para la comprensión de la práctica de esta semana.

Paso 2. Visualización de los vídeos explicativos o escucha de los audios. Lectura del manual de práctica. En un pdf se recogen las indicaciones detalladas sobre las prácticas de esta semana, que son:

a) Meditación sedente por la mañana (15 min), durante siete días consecutivos.
b) Meditación sedente por la tarde (15 min), durante siete días consecutivos.
c) Recorrido sensorial cada noche (15 min), durante siete días consecutivos.
d) Alertas a las sensaciones. Dos alertas al día de 5 minutos cada una, durante siete días consecutivos.

Tutorización. El alumno puede consultar por correo electrónico con el MAP cualquier duda sobre la teoría expuesta y la práctica indicada.

Paso 3. Test de comprensión. El alumno cumplimenta un test que le permite conocer su grado de comprensión. Este test es sencillo y una buena lectura atenta de la exposición teórica es suficiente para retener sus principios esenciales. El procedimiento es el mismo que en la semana 1.

Paso 4. Audios. El alumno tiene acceso a los audios correspondientes a la semana 2.

Paso 5. Siete días consecutivos de práctica. El alumno sigue la práctica durante siete días consecutivos.

Tiempo total de práctica diaria requerido: 55 min

Tiempo total de práctica semanal requerido: 6 h 25 min

Paso 6. Registro de la práctica. Este paso es simultáneo al anterior. El alumno registra cada día la práctica realizada.

Paso 7. Calificación semana 2. Al cabo de siete días consecutivos de práctica, el programa emite la calificación, teniendo en cuenta el test de comprensión y la regularidad de la práctica. Al alumno que supera el nivel mínimo exigido se le da acceso a la semana 3. De lo contrario, se le invita a volver a realizar la semana 2.

Semana 3. Atención plena a los estados emocionales

Paso 1. Visualización de los vídeos explicativos o escucha de los audios. Lectura de la exposición teórica. En un pdf se exponen los principios teóricos básicos para la comprensión de la práctica de esta semana.

Paso 2. Visualización de los vídeos explicativos o escucha de los audios. Lectura del manual de práctica. En un pdf se recogen las indicaciones detalladas sobre las prácticas de esta semana, que son:

a) Meditación sedente por la mañana (20 min), durante siete días consecutivos.

b) Meditación sedente por la tarde (20 min), durante siete días consecutivos.

c) Meditación de autocompasión (20 min), durante siete días consecutivos.

d) Alertas a los estados emocionales. Dos alertas al día de 5 minutos cada una, durante siete días consecutivos.

Tutorización. El alumno puede consultar por correo electrónico con el MAP cualquier duda sobre la teoría expuesta y la práctica indicada.

Paso 3. Test de comprensión. El alumno cumplimenta un test que le permite conocer su grado de comprensión. Este test es sencillo y una buena lectura atenta de la exposición teórica es suficiente para retener sus principios esenciales. El procedimiento es el mismo que en las semanas anteriores.

Paso 4. Audios. El alumno tiene acceso a los audios correspondientes a la semana 3.

Paso 5. Siete días consecutivos de práctica. El alumno sigue la práctica durante siete días consecutivos.

Tiempo total de práctica diaria: 70 min

Tiempo total de práctica semanal: 8 h 10 min

Paso 6. Registro de la práctica. Este paso es simultáneo al anterior. El alumno registra cada día la práctica realizada.

Paso 7. Calificación semana 3. Al cabo de siete días consecutivos de práctica, el programa emite la calificación, teniendo en cuenta el test de comprensión y la regularidad de la práctica. Al alumno que supera el nivel mínimo exigido se le da acceso a la semana 4. De lo contrario, se le invita a volver a realizar la semana 3.

Semana 4. Atención plena a los contenidos mentales

Paso 1. Visualización de los vídeos explicativos o escucha de los audios. Lectura de la exposición teórica. En un pdf se exponen los principios teóricos básicos para la comprensión de la práctica de esta semana.

Paso 2. Visualización de los vídeos explicativos o escucha de los audios. Lectura del manual de práctica. En un pdf se recogen las indicaciones detalladas sobre las prácticas de esta semana, que son:

a) Meditación sedente por la mañana (20 min), durante siete días consecutivos.

b) Meditación sedente por la tarde (20 min), durante siete días consecutivos.

c) Recorrido corporal, sensorial, emocional y mental (30 min), durante siete días consecutivos.

d) Alertas a los contenidos mentales. Dos alertas al día de 5 minutos cada una, durante siete días consecutivos.

Tutorización. El alumno puede consultar por correo electrónico con el MAP cualquier duda sobre la teoría expuesta y la práctica indicada.

Paso 3. Test de comprensión. El alumno cumplimenta un test que le permite conocer su grado de comprensión. Este test es sencillo y una buena lectura atenta de la exposición teórica es suficiente para retener sus principios esenciales. El procedimiento es el mismo que en las semanas anteriores.

Paso 4. Audios. El alumno tiene acceso a los audios correspondientes a la semana 4.

Paso 5. Siete días consecutivos de práctica. El alumno sigue la práctica durante siete días consecutivos.

Tiempo total de práctica diaria: 80 min

Tiempo total de práctica semanal: 9 h 20 min

Paso 6. Registro de la práctica. Este paso es simultáneo al anterior. El alumno registra cada día la práctica realizada.

Paso 7. Calificación semana 4. Al cabo de siete días consecutivos de práctica, el programa emite la calificación, teniendo en cuenta el test de comprensión y la regularidad de la práctica. Al alumno que supera el nivel mínimo exigido se le da acceso a la semana 5. De lo contrario, se le invita a volver a realizar la semana 4.

Semana 5. Atención plena abierta y empática

Paso 1. Visualización de los vídeos explicativos o audición de los audios. Lectura de la exposición teórica. En un pdf se exponen los principios teóricos básicos para la comprensión de la práctica de esta semana.

Paso 2. Visualización de los vídeos explicativos o audición de los audios. Lectura del manual de práctica. En un pdf se recogen las indicaciones detalladas sobre las prácticas de esta semana, que son:

a) Meditación sedente por la mañana (20 min), durante siete días consecutivos.
b) Meditación sedente por la tarde (20 min), durante siete días consecutivos.
c) Meditación sobre las prácticas coadyuvantes (20 min), tres veces a la semana.

d) Test de prácticas coadyuvantes (20 min), una vez, el último día de los siete.

e) Alertas atención abierta. Dos alertas al día de 5 minutos cada una, durante siete días consecutivos.

Tutorización. El alumno puede consultar por correo electrónico con el MAP cualquier duda sobre la teoría expuesta y la práctica indicada.

Paso 3. Test de comprensión. El alumno cumplimenta un test que le permite conocer su grado de comprensión. Este test es sencillo y una buena lectura atenta de la exposición teórica es suficiente para retener sus principios esenciales. El procedimiento es el mismo que en las semanas anteriores.

Paso 4. Audios. El alumno tiene acceso a los audios correspondientes a la semana 5.

Paso 5. Siete días consecutivos de práctica. El alumno sigue la práctica durante siete días consecutivos.

Tiempo total de práctica diaria: tres días: 90 min; tres días: 50 min; un día: 70 min

Tiempo total de práctica semanal: 8h 10 min

Paso 6. Registro de la práctica. Este paso es simultáneo al anterior. El alumno registra cada día la práctica realizada.

Paso 7. Calificación semana 5. Al cabo de siete días consecutivos de práctica, el programa emite la calificación, teniendo en cuenta el test de comprensión y la regularidad de la práctica. Al alumno que supera el nivel mínimo exigido se le da acceso a los consejos y sugerencias para después del curso, así como a las instrucciones para una meditación sedente prototipo.

De lo contrario, se le invita a volver a realizar la semana 5.

Consejos y sugerencias postcurso. Los alumnos que hayan completado las cinco semanas de forma satisfactoria reciben una serie de consejos y sugerencias que les ayudarán a continuar la práctica aprendida, así como unas instrucciones precisas para una meditación sedente prototipo.

De su monitor recibirá un diploma acreditativo de haber completado satisfactoriamente el curso.

Se puede encontrar información más detallada sobre el funcionamiento del curso básico *on line* y del procedimiento de matriculación en: https://cbol.sotozen.es/

Apéndices

La Escuela de Atención Plena

La Escuela de Atención Plena (EAP) es una iniciativa laica, aconfesional y transdisciplinar abierta a la sociedad. Fue fundada por el maestro Zen Dokushô Villalba, creador de la metodología MBTB, quien al mismo tiempo es su presidente y director docente.

El propósito de la EAP es el de expandir la práctica de la atención plena al mayor número de personas posible, sin tener en cuenta su religión, género, clase social, nacionalidad, creencia o ausencia de creencias.

Con el fin de realizar sus objetivos, la EAP proporciona el marco ético y docente apropiado para la formación de los MAP –monitores en atención plena–, de los IAP –instructores de atención plena–, para la docencia de estos, para investigaciones científicas y sociológicas, y para una adecuada difusión en la sociedad de los beneficios de la atención plena, a través de sus consejos docente, científico y de comunicación.

La EAP emplea la metodología MBTB –mindfulness basado en la tradición budista–, puesta a punto a partir de la enseñanza budista tradicional y de las más recientes disciplinas cognitivas.

La EAP no persigue el lucro personal ni institucional, sino prestar un servicio voluntario en beneficio de uno mismo y de los demás. Su objetivo es expandir la práctica de la atención plena de forma universal, facilitándola también a las personas de pocos recursos económicos. Nos basamos en un modelo de economía de la generosidad, de la solidaridad y del intercambio, que facilite la experiencia del aprendizaje y de la práctica de la atención plena a todo el mundo. Toda la actividad de la EAP se inscribe dentro del movimiento de voluntariado. Ninguno de sus miembros ni cargos directivos percibe salario o emolumentos.

La EAP se articula alrededor de cinco consejos:

- Consejo docente, que se ocupa de mantener a punto la metodología MBTB y de supervisar su correcta aplicación por parte de los enseñantes.
- Consejo científico, encargado de abrir líneas de investigaciones científicas dentro de la EAP, así como de colaborar con otras instituciones científicas y sociales en el marco de la investigación.
- Consejo de comunicación, encargado de transmitir a la sociedad las acciones de la EAP, así como de difundir las formaciones y prácticas propias de la escuela.
- Consejo de gestión, responsable de la administración de la escuela.

- Consejo general, formado por los responsables de cada consejo anteriormente citados. Su responsabilidad es la de velar por el buen funcionamiento de la escuela de acuerdo a sus fines.

La EAP forma parte de la red internacional Altruistic Mindfulness International Network (AMIN), de la que también forman parte otras organizaciones europeas.

Cursos y formaciones MBTB

La EAP ha puesto a punto una serie de cursos y formaciones a fin de que el mayor número de personas posible pueda beneficiarse de la práctica de la atención plena. Estos cursos son:

- Curso de introducción (12 horas).
- Curso básico de 5 semanas.
- Curso básico *on line*.
- Curso de profundización en atención plena (5 meses).
- Formación de monitor de atención plena (dos meses, más los 5 meses del curso anterior).
- Formación de instructor de atención plena (dos años).

La EAP también coordina círculos de práctica de atención plena en las ciudades donde cuenta con monitores o instructores.

Más información en la página web de la EAP: www.eaplena.es

La plataforma *e-learning* MBTB

La EAP ha puesto a punto una plataforma de aprendizaje *on line* que sirve de apoyo a los cursos presenciales, permitiendo una monitorización y tutorización de la práctica de los alumnos.

Junto con la Universidad de Teruel-Zaragoza, la EAP ha creado una app exclusiva que los alumnos usan para acceder al material docente de la plataforma desde sus teléfonos móviles y tabletas.

La Altruistic Mindfulness International Network

La EAP forma parte como miembro fundador de la Red Internacional de Mindfulness Altruista (AMIN, por sus siglas en inglés). La AMIN es una red abierta de cooperación y de solidaridad dedicada a la transmisión, la práctica y el compartir del mindfulness, siguiendo un espíritu humanista y una economía altruista. La red está al servicio de todos con el propósito de ayudar a que el mundo sea mejor.

La red se basa en una Carta Fundacional y en un Compromiso Deontológico a los que se adhieren sus miembros.

Los miembros de la red se comprometen a seguir los diez principios fundamentales desarrollados en la Carta de la AMIN, que son:

1. Presentamos el mindfulness como una práctica y una enseñanza laicas, humanistas, no confesionales, ni ideológicas, fundadas en una experiencia humana natural y universal.
2. Reconocemos el mindfulness como Patrimonio Inmaterial de la Humanidad.
3. Nos comprometemos a transmitir el mindfulness siguiendo un modelo económico altruista sin fin lucrativo.
4. Seguimos un acercamiento científico fundado en la razón y en la experiencia directa inmediata.
5. Reconocemos que el origen del mindfulness que enseñamos y practicamos es la fenomenología operativa enseñada por el Buddha (el Dharma).
6. Nos comprometemos a cooperar solidariamente compartiendo los documentos y el saber-hacer en la modalidad de «Open Source, Creative Commons License».
7. Nos comprometemos a cooperar en el perfeccionamiento de los protocolos de transmisión.
8. Nos comprometemos a cooperar en el desarrollo de las aplicaciones contextuales del mindfulness en todos los dominios en los cuales sea pertinente.
9. Nos comprometemos a crear y a cooperar en un comité científico internacional, que investigue y evalúe la pertinencia y las cualidades de los protocolos de transmisión, y que se comprometa en líneas de investigación interdisciplinarias sobre el mindfulness y sobre el altruismo.
10. Nos comprometemos a cooperar en un sistema de validación y de supervisión de la calidad de los protocolos

de transmisión y de localidad de las acreditaciones de los facilitadores, instructores, monitores y practicantes. Esta validación y esta supervisión se dan en una relación entre iguales en el seno del Consejo Internacional de la AMIN. Las listas y las particularidades de los protocolos validados y de los enseñantes acreditados son publicadas *on line* y actualizadas regularmente.

Información y contacto

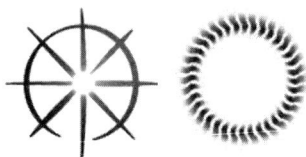

Escuela de Atención Plena - AMIN

info@eaplena.es

www.eaplena.es

(34) 622 112 955

(de lunes a viernes, de 10 h a 14 h)

Notas

1. Véase el capítulo «Neurofisiología de la atención», en el libro *Zazen*, de Katsuki Sekida. Barcelona: Editorial Kairós.
2. *Abhidharmasamuccaya*, de Asanga.
3. *Abhidharmakosha*, de Vasubandhu.
4. Marlatt, G. A., & Kristeller, J. L. (1999). «Mindfulness and meditation». En W. R. Miller (Ed.), *Integrating spirituality into treatment* (pp. 67–84). Washington, DC: American Psychological Association.
5. Baer, Ruth A. (2003). «Mindfulness Training as a Clinical Intervention». En *American Psychological Association* vol. 10, n.º 2, (pp. 125-143).
6. Germer, Christopher K.; Siegel, Ronald D.; & Fulton, Paul R. (eds). (2005). *Mindfulness and Psychotherapy*. Nueva York: Guilford press.
7. Kabat-Zinn, Jon. (1994). *Wherever you go, there you are: Mindfulness meditation in everyday life*. Nueva York: Hyperion.
8. Oxford Mindfulness Center (2011), http://www.oxfordmindfulness.org.
9. Harris, Russ (2011?), http://www.actmindfully.com.au/mindfulness.
10. Bishop, Scott R.; Lau, Mark; Shapiro, Shauna; Carlson, Linda; Anderson, Nicole D.; Carmody, James; Segal, Zindel V.; Abbey, Susan; Speca, Michael; Velting, Drew & Devins, Gerald (2004). «Mindfulness: A proposed operational definition». En *Clinical Psychology: Science & Practice* 11 (3): 230-241.
11. MBSR, siglas de *Mindfulness based stress reduction* (reducción de estrés basado en mindfulness), el protocolo creado por el doctor Jon Kabat-Zinn.
12. La propiocepción, sentido que informa al organismo de la posición de los músculos, es la capacidad de sentir la posición relativa de partes corporales contiguas. La propiocepción regula la dirección y rango del movimiento, permite reacciones y respuestas automáticas, interviene en el desarrollo del esquema corporal y en la relación de este con el espacio, sustentando la ac-

ción motora planificada. Otras funciones en las que actúa con más autonomía son el control del equilibrio, la coordinación de ambos lados del cuerpo, el mantenimiento del nivel de alerta del sistema nervioso y la influencia en el desarrollo emocional y del comportamiento. (Fuente: Wikipedia).

13. En Japón se llama *umami* a la sensación gustativa que produce el glutamato monosódico (ácido glutámico). En el 2001, el biólogo Charles Zuker, de la Universidad de California, encontró receptores gustativos específicos del *umami* en la lengua tanto de humanos como de otros animales. *Umami*, en japonés, significa «sabor delicioso».

14. Llamadas en el budismo *Brahma-vihāras* (p), literalmente «las moradas de Brahma»; y también *Appamannā* (p), literalmente «los cuatro estados inconmensurables». Esta exposición sobre las cuatro grandes emociones saludables sigue la inspiración del monje Nyanaponika Thera. Las fuentes de esta enseñanza se encuentran en: a) el *Karaṇīyamettā Sutta*, que se encuentra en el *Suttanipāta* y en el *Khuddakapāṭha*. (Khp 9); b) el *Mettānisamsa Sutta*, que se encuentra en el *Anguttara Nikaya* (discursos numéricos), y c) «El Camino de la Purificación», *Visuddhimagga*, un texto del siglo v atribuido al monje Buddhaghosa.

15. *Metta* (p), *maitri* (s).

16. *Karuná*, en (s) y en (p).

17. *Muditâ, en* (s) y (p).

18. *Upekkha,* en (p) y *upeksa* en (s).

19. Psicóloga e investigadora estadounidense, Kristin Neff es pionera en =ccidente en autocompasión y cocreadora del protocolo MSC (Mindful Self-Compassion). En español publicó su obra *Sé amable contigo mismo: El arte de la compasión hacia uno mismo*, traducción de Remedios Diéguez, Paidós.

20. Paidós, 2009.

21. *Sampajanna*, en pali; *samprajanya*, en sánscrito; *awareness*, en inglés.

22. Lo que expondré a continuación ha surgido de las conversaciones e intercambios que Lama Denys Tendreup Rimpoché y yo mantenemos regularmente. Considero que sus aportaciones al *mindfulness* desde la perspectiva *dgzochen-mahamudra* y *yogaçara* son de un enorme valor y poder clarificador. La enseñanza que sigue es una adaptación del enfoque desarrollado por Denys Tendreup Rimpoché.

23. Asimiento en el sentido de aprehensión, esto es, captación subjetiva de un contenido de consciencia.

24. He desarrollado estas fórmulas sobre una idea original de Denys Tendreup Rimpoché.

editorial **K**airós

Puede recibir información sobre
nuestros libros y colecciones inscribiéndose en:

www.editorialkairos.com
www.editorialkairos.com/newsletter.html
www.letraskairos.com

Numancia, 117-121 • 08029 Barcelona • España
tel. +34 934 949 490 • info@editorialkairos.com